T0201991

EBOOK INSIDE

Die Zugangsinformationen zum eBook Inside finden
Sie am Ende des Buchs.

Weitere Bände in der Reihe ▶ http://www.springer.com/series/5477

Uwe Frank

Antibiotika am Krankenbett 2019 – 2020

17., vollständig überarbeitete und aktualisierte Auflage

Begründet von F. Daschner

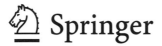 Springer

Uwe Frank
Department für Infektiologie
Universitätklinikum Heidelberg Krankenhaus- und
Umwelthygiene
Heidelberg, Deutschland

ISSN 2627-2105   ISSN 2627-2113   (electronic)
1x1 der Therapie
ISBN 978-3-662-58337-1   ISBN 978-3-662-58338-8   (eBook)
https://doi.org/10.1007/978-3-662-58338-8

Die Deutsche Nationalbibliothek verzeichnet diese Publikation in der
Deutschen Nationalbibliografie; detaillierte bibliografische Daten sind im
Internet über http://dnb.d-nb.de abrufbar.

Fotonachweis Umschlag: stock.adobe.com, © Sedna, ID: 22194124

Springer ist ein Imprint der eingetragenen Gesellschaft Springer-Verlag
GmbH, DE und ist ein Teil von Springer Nature
Die Anschrift der Gesellschaft ist: Heidelberger Platz 3, 14197 Berlin,
Germany

Vorwort zur 17. vollständig überarbeiteten Auflage

Sehr verehrte Frau Kollegin,

sehr geehrter Herr Kollege,

die 1. Auflage des Kitteltaschenbuches „Antibiotika am Krankenbett" von Franz Daschner wurde vor 35 Jahren veröffentlicht. Das Ziel des Buches war es von Beginn an, Ärzten, Apothekern, Assistenten, Medizinstudenten und Gesundheitsberufstätigen eine kurze und präzise Bezugsquelle für Antibiotika, deren Präparatenamen, Wirkspektren, Dosierungen, Nebenwirkungen und in speziellen Fällen auch pharmakologischen Daten zur Verfügung zu stellen. Das Taschenbuch wurde fortlaufend aktualisiert und in seinem Aufbau den Bedürfnissen der Benutzer angepasst. Es wurde zwischenzeitlich in zahlreiche Sprachen übersetzt. Das Format des Taschenbuches war seit der 1. Auflage (1982) bei den Benutzern äußerst beliebt. Ich habe mich stets verpflichtet gefühlt, dieses Format beizubehalten. Das Buch wird auch weiterhin gut in die Tasche eines jeden Arztkittels oder einer jeden Jacke hineinpassen.

Nach jahrzehntelanger großer Beliebtheit des Kitteltaschenbuches freue ich mich, Ihnen die 17. Auflage vorstellen zu können.

Im Laufe der Zeit haben sich die Antibiotikatherapie sowie Resistenzentwicklung und -verbreitung stark gewandelt. Die Veränderungen treten so rasch auf, dass kein Lehr- oder Fachbuch für Mikrobiologie, Infektiologie und Pharmakologie Schritt halten kann. Der heutige Klinikarzt verlässt sich daher auf die medizinische Fachliteratur, wenn es darum geht, ein Antibiotikum zu verschreiben. Präzise Informationen für die Patientenbehandlung sind aber auf diesem Wege häufig nur schwer zu erhalten.

Das Kitteltaschenbuch ist hinsichtlich Genauigkeit und Prägnanz für die Antibiotikatherapie auch heute noch beispiellos. Die einfache Gliederung erleichtert den täglichen Gebrauch. Die wichtigsten Handelsnamen der in Deutschland zugelassenen Antibiotika werden berücksichtigt. Das Buch ist ein wichtiger Leitfaden für die Antibiotikatherapie am Krankenbett. Es stellt keine offizielle therapeutische Richtlinie dar, obwohl die Richtlinien und Empfehlungen anerkannter Fachgesellschaften berücksichtigt werden. Bei Abweichungen zwischen den Empfehlungen im Kitteltaschenbuch, den Informationen der Beipackzettel und/oder Richtlinien von Fachgesellschaften bitte ich den Leser, sich offizielle und ausführliche Informationen seitens des Arzneimittelherstellers zu besorgen.

Ich möchte Sie auch dieses Mal wieder herzlich bitten, mir Ihre Anregungen und Änderungswünsche mitzuteilen, denn nur durch den ständigen Erfahrungsaustausch zwischen Spezialisten, Klinikern und Praktikern können patientengerechte Therapieempfehlungen gegeben werden. Bitte informieren Sie mich auch, wenn ein bestimmtes Antibiotikum oder ein bestimmter Krankheitserreger nicht im Buch enthalten ist.

Bitte schreiben Sie mir an die folgende

E-Mail-Adresse: frank@bzh-freiburg.de

Ich freue mich, von Ihnen zu hören!

Mit freundlichen kollegialen Grüßen,

Uwe Frank
Heidelberg
im Januar 2019

Vorwort

Sehr verehrte Frau Kollegin,

sehr geehrter Herr Kollege,

nur noch wenig Ärzte sind heute in der Lage, dem Fortschritt bei Antibiotika zu folgen. Bei manchen Substanzklassen, z. B. den Cephalosporinen, wird selbst die Lernfähigkeit von Spezialisten strapaziert. Seit der Erstauflage 1982, die ca. 55 000 Ärzte erreicht hat, sind zahlreiche Substanzen auf den Markt gekommen, so daß diese Neuauflage notwendig wurde. Sie ist in Form und Umfang weiterhin so gewählt, daß das Büchlein auch in Ihre Kitteltasche paßt.

Ich bitte Sie auch diesmal wieder, mir Ihre Anregungen und Änderungswünsche mitzuteilen, denn nur durch den ständigen Erfahrungsaustausch zwischen Spezialisten, Klinikern und Praktikern können patientengerechte Therapieempfehlungen gegeben werden.

Mit freundlichen kollegialen Grüßen

Franz Daschner
Freiburg
Januar 1984

Danksagung

Viele Kolleginnen und Kollegen haben uns sehr wichtige Hinweise gegeben, Verbesserungs-vorschläge unterbreitet und uns vor allem auf Fehler aufmerksam gemacht. Ihnen danken wir herzlich. Ganz besonderer Dank gilt meiner ärztlichen Mitarbeiterin Frau Dr. med. Vanessa Eichel und Herrn Eric Volk, Heidelberg, die mir mit dieser Neuauflage ausgezeichnete Dienste geleistet haben. Mein Dank gilt auch Herrn Prof. Dr. med. J. Böhler, Wiesbaden, der den Grundstein für die ▶ Kap. 15 und 16 in den vorherigen Auflagen erarbeitet hat, sowie dem Leitenden Krankenhausapotheker Herrn Prof. Dr. rer. nat. Martin Hug, Freiburg, für die Zusammenstellung der aktuellen Antibiotikakosten.

Inhaltsverzeichnis

Über den Autor

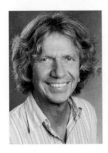

Prof. Dr. med. Uwe Frank
1986–1990 Wissenschaftlicher Assistent an der Klinikhygiene, Universitätskliniken Freiburg; 1991 Fellow, Division of Infectious Diseases, Clinical Microbiology Laboratories, San Francisco General Hospital, University of California, San Francisco, USA; 1992 Fellow, Division of Infectious Diseases, The Medical Service, San Francisco General Hospital, University of California, San Francisco, USA; 1993–1998 Oberarzt am Institut für Umweltmedizin und Krankenhaushygiene, Universitätsklinikum Freiburg; 1998–2006 Leitender Oberarzt, Facharzt für Mikrobiologie, Virologie und Infektionsepidemiologie; Facharzt für Hygiene und Umweltmedizin, Habilitation im Fach „Klinische Mikrobiologie", Anerkennung als „Infektiologe" (DGI); 2006–2007 Kommissarischer Direktor des Instituts für Umweltmedizin und Krankenhaushygiene, Universitätsklinikum Freiburg; Koordinator europäischer Großprojekte zu Kosten der Antibiotikaresistenz („BURDEN") und zur Verbesserung im Infektionsmanagement („IMPLEMENT"). 2011–2019 Leiter der Krankenhaus- und Umwelthygiene am Zentrum für Infektiologie, Universitätsklinikum Heidelberg. Aktiver Kooperationspartner des Deutschen Beratungszentrums für Hygiene.

Der Begründer

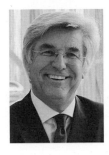

Prof. Dr. med. Franz Daschner

1940 in Regensburg geboren, Musik-gymnasium in Regensburg, Studium der Medizin in München, Staatsexamen 1965, Promotion 1966, 1967 bis 1969 Universitäts-Kinderklinik München, Abteilung für antimikrobielle Therapie, 1968 amerikanisches Staatsexamen, 1969 bis 1970 Infectious Disease Fellowship am Massachusetts General Hospital, Harvard-Medical School und Cedors-Sinai Medical Center, University of California, Los Angeles. 1970 bis 1976 wiederum Universitäts-Kinderklinik München. 1975 Habilitation für Pädiatrie über Harnweginfektionen bei Kindern, seit 1976 Leiter der Klinikhygiene am Universitätsklinikum Freiburg. Facharzt für Kinderheilkunde, Laboratoriumsmedizin, Hygiene und Umweltmedizin, Medizinische Mikrobiologie und Infektionsepidemiologie. Seit 1992 Direktor des Instituts für Umweltmedizin und Krankenhaushygiene der Universität Freiburg. 1998 Sonderpreis „Ökomanager des Jahres", 2000 Deutscher Umweltpreis, 2002 Bundesverdienstkreuz. 2006 emeritiert.

Abkürzungsverzeichnis

BAL	Bronchoalveolare Lavage
Crea	Kreatinin
CAPD	Kontinuierliche ambulante Peritonealdialyse
CAVH	Kontinuierliche arteriovenöse Hämofiltration
CVVH/CVVHD	Kontinuierliche venovenöse Hämofiltration/ Hämodialyse
DI	Dosierungsintervall
ESBL	Extended-Spectrum β-Lactamasen
GFR	Glomeruläre Filtrationsrate
GISA	Glykopeptid-resistente S. aureus
HD	Hämodialyse
HWI	Harnwegsinfekt
IE	Internationale Einheit
i. m.	intramuskulär
INH	Isoniazid
i. v.	intravenös
KG	Körpergewicht (Kilogramm)
LD	Loading Dose, Initial-, Aufsättigungsdosis
MAO	Monoamine-Oxidase
MDR	Multidrug resistent
MRSA	Methicillin-resistente S. aureus
MRSE	Methicillin-resistente S. epidermis
MSSA	Methicillin-sensible S. aureus
TMP/SMX	Trimethoprim-Sulfamethoxazol
VRE	Vancomycin-resistente Enterokokken
ZNS	Zentrales Nervensystem
ZVK	Zentraler Venenkatheter

Leitsätze der Antibiotikatherapie

(▶ Kap. 4)

1. **Strenge Indikationsstellung:** Ein Antibiotikum ist kein Antipyretikum!

2. **Rationale und gezielte Therapie:** Vor jeder Antibiotikatherapie Versuch einer Erregerisolierung!

3. **Richtige Wahl des Antibiotikums:** Substanzen mit möglichst schmalem Spektrum bevorzugen. Nebenwirkungen und mögliche Interaktionen mit anderen Medikamenten beachten. Umstellen von intravenöser auf orale Therapie erwägen. Kosten berücksichtigen.

4. **Dosierung überprüfen:** Ausreichend hohe Dosierung. Dosisanpassung bei eingeschränkter Nierenfunktion (▶ Kap. 16).

   — **Berechnung der Kreatininclearance (=GFR):** Ein 24-h-Urin zur Berechnung der Kreatininclearance steht selten zur Verfügung und ist zur Dosisanpassung von Antibiotika auch meist entbehrlich. Unverzichtbar bei Patienten über 60 Jahre oder bei Kreatinin >1 mg/dl oder bei Gewicht unter 60 kg ist die Schätzung der GFR mit Hilfe des stabilen Serumkreatinin [mg/dl].

   — **Umrechnungsformel nach *COCKROFT & GAULT*:**

$$Kreatinin - Clearance = \frac{140 - Alter}{Serumkreatinin} \times \frac{KG}{72} (\times 0{,}85 \; bei \; Frauen)$$

5. **Spiegelbestimmungen bei Antibiotika mit geringer therapeutischer Breite** (z. B. Aminoglykoside, Vancomycin)
6. **Kontraindikationen beachten:** Vor Antibiotikagabe Allergien ausschließen!
7. **Therapiedauer beachten:** Bis 3–5 Tage nach Entfieberung. Therapiedauer ≥7–10 Tage nur begründet (► Kap. 13).
8. **Ursachen für Nicht-Ansprechen der Antibiotikatherapie** (► Kap. 14):
   - Falsches Antibiotikum?
   - Falscher Erreger? Pilze? Viren?
   - Substanz erreicht Infektionsort nicht? Abszess?
   - Fremdkörper (Venenkatheter, Blasenkatheter)?
   - Abwehrdefekt?
   - Drug Fever?
9. **Die meisten Lokalantibiotika können durch Antiseptika ersetzt werden.**

Einteilung der Antibiotika

© Springer-Verlag GmbH Deutschland, ein Teil von
Springer Nature 2019
U. Frank, *Antibiotika am Krankenbett 2019 – 2020,* 1x1 der Therapie,
https://doi.org/10.1007/978-3-662-58338-8_1

β-Laktamantibiotika

Benzylpenicilline	Phenoxypeni- cilline (Oralpenicilline)	Penicillinasefeste Penicilline (Staphylo- kokkenpenicilline)
Penicillin G (Benzylpenicillin- Natrium, Procain- Benzylpenicillin, Benzathin-Penicillin)	Penicillin V	Flucloxacillin
Aminobenzyl- penicilline	**Ureidopenicil- line (Breitspek- trumpenicilline)**	**β-Laktam/ β-Laktamasehemmer**
Ampicillin Amoxicillin Pivmecillinam	Mezlocillin Piperacillin	Ampicillin/Sulbactam Amoxicillin/ Clavulansäure Ceftazidim/Avibactam Ceftolozan/ Tazobactam Piperacillin/ Tazobactam Sulbactam zur freien Kombination
Cephalosporine (1. Generation)	**Cephalosporine (2. Generation)**	**Cephalosporine (3./4. Generation)**
Cefazolin Cefalexin (oral) Cefadroxil (oral)	Cefuroxim Cefuroximaxetil (oral) Cefaclor (oral) Loracarbef	Cefotaxim Ceftriaxon Ceftarolin Ceftazidim Ceftobiprol Cefepim Cefixim (oral) Cefpodoximproxetil (oral)

Monobactame	Carbapeneme	β-Laktamasehemmer
Aztreonam	Imipenem	Clavulansäure
	Meropenem	Sulbactam
	Ertapenem	Tazobactam

Andere Substanzklassen

Aminoglykoside	Tetracycline	Chinolone
Streptomycin	Tetracyclin	Gruppe I
Gentamicin	Doxycyclin	Norfloxacin
Tobramycin	Minocyclin	Gruppe II
Netilmicin		Ofloxacin
Amikacin		Ciprofloxacin
		Gruppe III
		Levofloxacin
		Gruppe IV
		Moxifloxacin

Gruppierung der Chinolone:

I: Indikation im Wesentlichen auf HWI beschränkt

II: breite Indikation

III: verbesserte Aktivität gegen grampositive und atypische Erreger

IV: nochmals gesteigerte Aktivität gegen grampositive und atypische Erreger sowie zusätzlich gegen Anaerobier

Lincosamide	Azolderivate	Nitroimidazole
Clindamycin	Miconazol	Metronidazol
	Fluconazol	
	Itraconazol	
	Voriconazol	
	Posaconazol	

Glykopeptidanti-biotika	Makrolide	Polyene
Vancomycin Teicoplanin Dalbavancin	Erythromycin Spiramycin Roxithromycin Clarithromycin Azithromycin	Amphotericin B Nystatin
Glyzylzykline	Makrozykline	**Echinocandine**
Tigecyclin	Fidaxomycin	Caspofungin Anidulafungin Micafungin
–	**Ketolide**	**Oxazolidinone**
–	Telithromycin	Linezolid Tedizolid
Lipopeptide	**Epoxide**	**Polymyxine**
Daptomycin	Fosfomycin	Colistin (Polymyxin E) Polymyxin B
Ansamycine	–	–
Rifampicin	–	–

Generika – Handelsnamen

© Springer-Verlag GmbH Deutschland, ein Teil von
Springer Nature 2019
U. Frank, *Antibiotika am Krankenbett 2019 – 2020,* 1x1 der Therapie,
https://doi.org/10.1007/978-3-662-58338-8_2

Generika	Handelsnamen® (Auswahl)	Zu finden in
Amikacin	Amikacin	► Abschn. 10.1
Amoxicillin	Amoxypen	► Abschn. 10.2
Amoxicillin/ Clavulansäure	Augmentan	► Abschn. 10.3
Amphotericin B	Amphotericin B	► Abschn. 10.4
Amphotericin B (liposomal)	AmBisome	► Abschn. 10.4
Ampicillin	Ampicillin	► Abschn. 10.5
Ampicillin/ Sulbactam	Unacid	► Abschn. 10.6
Anidulafungin	Ecalta	► Abschn. 10.7
Azithromycin	Zithromax	► Abschn. 10.8
Aztreonam	Azactam	► Abschn. 10.9
Benzathin-Penicillin G	Penicillin G	► Abschn. 10.62
Caspofungin	Cancidas	► Abschn. 10.10
Cefaclor	Panoral	► Abschn. 10.11
Cefadroxil	Grüncef	► Abschn. 10.12
Cefalexin	Cephalexin	► Abschn. 10.13
Cefazolin	Cefazolin	► Abschn. 10.14
Cefepim	Maxipime	► Abschn. 10.15
Cefixim	Cephoral	► Abschn. 10.16
Cefotaxim	Claforan	► Abschn. 10.17

Generika	Handelsnamen® (Auswahl)	Zu finden in
Cefpodoximproxetil	Orelox, Podomexef	▶ Abschn. 10.18
Ceftarolin	Zinforo	▶ Abschn. 10.19
Ceftazidim	Fortum	▶ Abschn. 10.20
Ceftazidim/ Avibactam	Zavicefta	▶ Abschn. 10.21
Ceftobiprol	Zevtera	▶ Abschn. 10.23
Ceftolozan/ Tazobactam	Zerbaxa	▶ Abschn. 10.24
Ceftriaxon	Rocephin	▶ Abschn. 10.25
Cefuroxim	Cefuroxim	▶ Abschn. 10.26
Cefuroximaxetil	Elobact, Zinnat	▶ Abschn. 10.27
Chloramphenicol	Paraxin	▶ Abschn. 10.28
Ciprofloxacin	Ciprobay	▶ Abschn. 10.29
Clarithromycin	Klacid, Mavid	▶ Abschn. 10.30
Clindamycin	Sobelin	▶ Abschn. 10.31
Colistin	Colistin	▶ Abschn. 10.32
Cotrimoxazol (TMP/SMZ)	Eusaprim	▶ Abschn. 10.33
Dalbavancin	Xydalba	▶ Abschn. 10.34
Daptomycin	Cubicin	▶ Abschn. 10.35
Doxycyclin	Doxyhexal	▶ Abschn. 10.36
Ertapenem	Invanz	▶ Abschn. 10.37

Generika	Handelsnamen® (Auswahl)	Zu finden in
Erythromycin	Erythrocin, Paediathrocin	▶ Abschn. 10.38
Ethambutol	EMB-Fatol, Myambutol	▶ Abschn. 10.39
Fidaxomicin	Dificlir	▶ Abschn. 10.40
Flucloxacillin	Staphylex	▶ Abschn. 10.41
Fluconazol	Diflucan, Fungata	▶ Abschn. 10.42
Flucytosin	Ancotil	▶ Abschn. 10.43
Fosfomycin	Infectofos	▶ Abschn. 10.44
Gentamicin	Refobacin	▶ Abschn. 10.45
Imipenem/ Cilastatin	Zienam	▶ Abschn. 10.46
Isavuconazol	Cresemba	▶ Abschn. 10.47
Isoniazid (INH)	Isozid	▶ Abschn. 10.48
Itraconazol	Sempera	▶ Abschn. 10.49
Levofloxacin	Tavanic	▶ Abschn. 10.50
Linezolid	Zyvoxid	▶ Abschn. 10.51
Meropenem	Meronem	▶ Abschn. 10.52
Metronidazol	Clont, Flagyl	▶ Abschn. 10.53
Micafungin	Mycamine	▶ Abschn. 10.54
Minocyclin	Minocyclin	▶ Abschn. 10.55
Moxifloxacin	Avalox	▶ Abschn. 10.56
Mupirocin	Turixin	▶ Abschn. 11.28

Generika	Handelsnamen® (Auswahl)	Zu finden in
Nitrofurantoin	Furadantin, Nifurantin	▶ Abschn. 10.57
Nitroxolin	Nilox, Nitroxolin forte	▶ Abschn. 10.58
Norfloxacin	Barazan	▶ Abschn. 10.59
Nystatin	Moronal	▶ Abschn. 10.60
Ofloxacin	Tarivid	▶ Abschn. 10.61
Penicillin G	Diverse Präparate	▶ Abschn. 10.62
Penicillin V	Isocillin, Megacillin oral u. a.	▶ Abschn. 10.63
Piperacillin	Piperacillin-ratiopharm	▶ Abschn. 10.64
Piperacillin/ Tazobactam	Tazobac	▶ Abschn. 10.65
Pivmecillinam	Pivmelam, X-Systo	▶ Abschn. 10.66
Posaconazol	Noxafil	▶ Abschn. 10.67
	Baycillin Mega	▶ Abschn. 10.63
Protionamid	ektebin, Peteha	▶ Abschn. 10.68
Pyrazinamid	Pyrafat, Pyrazinamid	▶ Abschn. 10.69
Rifabutin	Mycobutin	▶ Abschn. 10.70
Rifampicin	Eremfat	▶ Abschn. 10.71
Roxithromycin	Rulid, Roxithromycin	▶ Abschn. 10.72
Spiramycin	Rovamycine	▶ Abschn. 11.66

Generika	Handelsnamen® (Auswahl)	Zu finden in
Streptomycin	Strepto-Fatol	▶ Abschn. 10.73
Sulbactam	Combactam	▶ Abschn. 10.74
Tedizolid	Sivextro	▶ Abschn. 10.75
Teicoplanin	Targocid	▶ Abschn. 10.76
Telithromycin	Ketek	▶ Abschn. 10.77
Tetracyclin	Tetracyclin	▶ Abschn. 10.78
Tigecyclin	Tygacil	▶ Abschn. 10.79
Tobramycin	Gernebcin	▶ Abschn. 10.80
Trimethoprim	InfectoTrimet	▶ Abschn. 10.81
Vancomycin	Vancomycin	▶ Abschn. 10.82
Voriconazol	VFEND	▶ Abschn. 10.83

Handelsnamen – Generika

© Springer-Verlag GmbH Deutschland, ein Teil von
Springer Nature 2019
U. Frank, *Antibiotika am Krankenbett 2019 – 2020*, 1x1 der Therapie,
https://doi.org/10.1007/978-3-662-58338-8_3

Handelsnamen® (Auswahl)	Generika	Zu finden in
AmBisome	Amphotericin B (liposomal)	► Abschn. 10.4
Amikacin	Amikacin	► Abschn. 10.1
Amoxypen	Amoxicillin	► Abschn. 10.2
Amphotericin B	Amphotericin B	► Abschn. 10.4
Ampicillin	Ampicillin	► Abschn. 10.5
Ancotil	Flucytosin	► Abschn. 10.43
Augmentan	Amoxicillin/ Clavulansäure	► Abschn. 10.3
Avalox	Moxifloxacin	► Abschn. 10.56
Azactam	Aztreonam	► Abschn. 10.9
Barazan	Norfloxacin	► Abschn. 10.59
Cancidas	Caspofungin	► Abschn. 10.10
Cefazolin	Cefazolin	► Abschn. 10.14
Cefuroxim	Cefuroxim	► Abschn. 10.26
Cephalexin	Cefalexin	► Abschn. 10.13
Cephoral	Cefixim	► Abschn. 10.16
Ciprobay	Ciprofloxacin	► Abschn. 10.29
Claforan	Cefotaxim	► Abschn. 10.17
Clont	Metronidazol	► Abschn. 10.53
Colistin	Colistin	► Abschn. 10.32
Combactam	Sulbactam	► Abschn. 10.74
Cresemba	Isavuconazol	► Abschn. 10.47

Handelsnamen® (Auswahl)	Generika	Zu finden in
Cubicin	Daptomycin	► Abschn. 10.35
Dificlir	Fidaxomicin	► Abschn. 10.40
Diflucan	Fluconazol	► Abschn. 10.42
Doxyhexal	Doxycyclin	► Abschn. 10.36
Ecalta	Anidulafungin	► Abschn. 10.7
Ektebin	Protionamid	► Abschn. 10.68
Elobact	Cefuroximaxetil	► Abschn. 10.27
EMB-Fatol	Ethambutol	► Abschn. 10.39
Eremfat	Rifampicin	► Abschn. 10.71
Erythrocin	Erythromycin	► Abschn. 10.38
Eusaprim	Cotrimoxazol (TMP/SMZ)	► Abschn. 10.33
Flagyl	Metronidazol	► Abschn. 10.53
Fortum	Ceftazidim	► Abschn. 10.20
Fungata	Fluconazol	► Abschn. 10.42
Furadantin	Nitrofurantoin	► Abschn. 10.57
Gernebcin	Tobramycin	► Abschn. 10.80
Grüncef	Cefadroxil	► Abschn. 10.12
Infectofos	Fosfomycin	► Abschn. 10.44
InfectoTrimet	Trimethoprim	► Abschn. 10.81
Invanz	Ertapenem	► Abschn. 10.37
Isocillin	Penicillin V	► Abschn. 10.63
Isozid	Isoniazid (INH)	► Abschn. 10.48

Handelsnamen® (Auswahl)	Generika	Zu finden in
Ketek	Telithromycin	► Abschn. 10.77
Klacid	Clarithromycin	► Abschn. 10.30
Mavid	Clarithromycin	► Abschn. 10.30
Maxipime	Cefepim	► Abschn. 10.15
Megacillin oral	Penicillin V	► Abschn. 10.63
Meronem	Meropenem	► Abschn. 10.52
Minocyclin	Minocyclin	► Abschn. 10.55
Moronal	Nystatin	► Abschn. 10.60
Myambutol	Ethambutol	► Abschn. 10.39
Mycamine	Micafungin	► Abschn. 10.54
Mycobutin	Rifabutin	► Abschn. 10.70
Nilox, Nitroxolin forte	Nitroxolin	► Abschn. 10.58
Noxafil	Posaconazol	► Abschn. 10.67
Orelox	Cefpodoximproxetil	► Abschn. 10.18
Paediathrocin	Erythromycin	► Abschn. 10.38
Panoral	Cefaclor	► Abschn. 10.11
Paraxin	Chloramphenicol	► Abschn. 10.28
Penicillin G	Benzathin-Penicillin G	► Abschn. 10.62
Peteha	Protionamid	► Abschn. 10.68
Piperacillin-ratiopharm	Piperacillin	► Abschn. 10.64

Handelsnamen® (Auswahl)	Generika	Zu finden in
Pivmelam, X-Systo	Pivmecillinam	► Abschn. 10.66
Podomexef	Cefpodoximproxetil	► Abschn. 10.18
Pyrafat	Pyrazinamid	► Abschn. 10.69
Pyrazinamid	Pyrazinamid	► Abschn. 10.69
Refobacin	Gentamicin	► Abschn. 10.45
Rocephin	Ceftriaxon	► Abschn. 10.25
Rovamycine	Spiramycin	► Abschn. 11.66
Roxigrün	Roxithromycin	► Abschn. 11.66
Rulid	Roxithromycin	► Abschn. 10.72
Sempera	Itraconazol	► Abschn. 10.49
Sivextro	Tedizolid	► Abschn. 10.75
Sobelin	Clindamycin	► Abschn. 10.31
Staphylex	Flucloxacillin	► Abschn. 10.41
Strepto-Fatol	Streptomycin	► Abschn. 10.73
Sulfadiazin-Heyl	Sulfadiazin	► Abschn. 11.66
Targocid	Teicoplanin	► Abschn. 10.76
Tarivid	Ofloxacin	► Abschn. 10.61
Tavanic	Levofloxacin	► Abschn. 10.50
Tazobac	Piperacillin/ Tazobactam	► Abschn. 10.65
Tetracyclin	Tetracyclin	► Abschn. 10.78
Turixin	Mupirocin	► Abschn. 11.28

Handelsnamen® (Auswahl)	Generika	Zu finden in
Tygacil	Tigecyclin	► Abschn. 10.79
Unacid	Ampicillin/ Sulbactam	► Abschn. 10.6
Unacid PD oral	Sultamicillin	► Abschn. 10.6
Vancomycin	Vancomycin	► Abschn. 10.82
VFEND	Voriconazol	► Abschn. 10.83
Xydalba	Dalbavancin	► Abschn. 10.34
Zavicefta	Ceftazidim/ Avibactam	► Abschn. 10.21
Zerbaxa	Ceftolozan/ Tazobactam	► Abschn. 10.24
Zevtera	Ceftobiprol	► Abschn. 10.23
Zienam	Imipenem/ Cilastatin	► Abschn. 10.46
Zinforo	Ceftarolin	► Abschn. 10.19
Zinnat	Cefuroximaxetil	► Abschn. 10.27
Zithromax	Azithromycin	► Abschn. 10.8
Zyvoxid	Linezolid	► Abschn. 10.51

Leitsätze der Antibiotikatherapie

© Springer-Verlag GmbH Deutschland, ein Teil von
Springer Nature 2019
U. Frank, *Antibiotika am Krankenbett 2019 – 2020,* 1x1 der Therapie,
https://doi.org/10.1007/978-3-662-58338-8_4

1. **Strenge Indikationsstellung:** Ein Antibiotikum ist kein Antipyretikum!
2. **Rationale und gezielte Therapie:** Vor jeder Antibiotikatherapie Versuch einer Erregerisolierung!
3. **Richtige Wahl des Antibiotikums:** Substanzen mit möglichst schmalem Spektrum bevorzugen. Nebenwirkungen und mögliche Interaktionen mit anderen Medikamenten beachten. Umstellen von intravenöser auf orale Therapie erwägen. Kosten berücksichtigen.
4. **Dosierung überprüfen:** Ausreichend hohe Dosierung. Dosisanpassung bei eingeschränkter Nierenfunktion (▶ Kap. 16).
   — **Berechnung der Kreatininclearance (=GFR):** ein 24-h-Urin zur Berechnung der Kreatininclearance steht selten zur Verfügung und ist zur Dosisanpassung von Antibiotika auch meist entbehrlich. Unverzichtbar bei Patienten über 60 Jahre oder bei Kreatinin >1 mg/dl oder bei Gewicht unter 60 kg ist die Schätzung der GFR mit Hilfe des stabilen Serum-Kreatinin [mg/dl].

Umrechnungsformel nach *COCKROFT & GAULT:*

$$Kreatininclearance = \frac{140 - Alter}{Serumkreatinin} \times \frac{KG}{72} (\times 0{,}85\ bei\ Frauen) \tag{4.1}$$

5. **Spiegelbestimmungen bei Antibiotika mit geringer therapeutischer Breite** (z. B. Aminoglykoside, Vancomycin)
6. **Kontraindikationen beachten:** Vor Antibiotikagabe Allergien ausschließen!
7. **Therapiedauer beachten:** Bis 3–5 Tage nach Entfieberung. Therapiedauer ≥7–10 Tage nur begründet (▶ Kap. 13).

8. **Ursachen für Nicht-Ansprechen der Antibiotika-
   therapie** (▶ Kap. 14):
   - Falsches Antibiotikum?
   - Falscher Erreger? Pilze? Viren?
   - Substanz erreicht Infektionsort nicht? Abszess?
   - Fremdkörper (Venenkatheter, Blasenkatheter)?
   - Abwehrdefekt?
   - Drug Fever?
9. **Die meisten Lokalantibiotika können durch Anti-
   septika ersetzt werden.**

- **Nähere Erläuterungen**
- Ein Antibiotikum ist kein Antipyretikum. Fieber allein ist
  keine Indikation für Antibiotikagabe.
- Vor jeder Antibiotikatherapie Versuch einer Erreger-
  isolierung.
- Wenn Antibiotikatherapie in 3–4 Tagen nicht anspricht,
  vor allem an Folgendes denken: falsche Wahl der Substanz,
  Substanz erreicht Infektionsort nicht, falscher Erreger
  (Viren!, Pilze!), Abszess, Abwehrdefekt des Patienten,
  Drug-Fieber, Venenkatheter, Blasenkatheter, anderer Fremdkörper (▶ Kap. 14).
- Wenn Antibiotikatherapie unnötig, dann sofort absetzen.
  Je länger Antibiotika gegeben werden, umso größer ist
  die Gefahr der Selektion resistenter Keime, von Nebenwirkungen und Toxizität.
- Die meisten Lokalantibiotika können durch Antiseptika
  ersetzt werden (▶ Kap. 21).
- Bei jedem unklaren Fieber müssen Blutkulturen entnommen
  werden. Ein negatives Ergebnis ist genauso wichtig wie ein
  positives, dann liegt mit großer Wahrscheinlichkeit eben
  keine Sepsis vor.
- Bei jedem Verdacht auf eine systemische Infektion (auch
  ohne Fieber) müssen Blutkulturen entnommen und der
  Patient (stationär) beobachtet werden.

- Perioperative Antibiotikaprophylaxe so kurz wie möglich. Bei den meisten Eingriffen genügt eine Dosis (▶ Kap. 22).
- Die Angabe „empfindlich" im Antibiogramm heißt nicht, dass die Substanz auch wirksam sein muss. Bis zu 20 % falsch-positive oder falsch-negative Ergebnisse (methodische Gründe). In vielen bakteriologischen Labors werden keine standardisierten Methoden angewandt.
- Richtige Probenentnahme und Transport (Transportmedien bei Rachenabstrichen, Wundabstrichen etc.) sind Voraussetzung für richtige Diagnostik und somit für die richtige Antibiotikatherapie (▶ Kap. 6).
- Ein mikroskopisches Präparat (Eiter, Liquor, Urin etc.) gibt oft schon 1–3 Tage vor dem endgültigen bakteriologischen Befund außerordentlich wertvolle Hinweise auf die Erregerätiologie.
- Antibiotika werden häufig zu lange gegeben. Bei den meisten Erkrankungen genügen 3–5 Tage nach Entfieberung.
- Antibiotika nicht zu häufig umsetzen! Auch die beste Antibiotikakombination erzielt Entfieberung meist erst in 2–3 Tagen.
- Bleiben Sie bei den Antibiotika, mit denen Sie gute klinische Erfahrungen gemacht haben. Die neuesten, oft teuersten Substanzen haben Vorteile meist nur bei wenigen Spezialindikationen und häufig Lücken gegen klassische Infektionserreger. Lassen Sie sich auch durch den eloquentesten Außendienstmitarbeiter und aufwendige Hochglanzprospekte nicht von Ihrer persönlichen guten klinischen oder praktischen Erfahrung mit Standardantibiotika (z. B. Penicillin, Cotrimoxazol, Erythromycin, Tetracycline) abbringen.
- Vor Beginn einer Antibiotikatherapie Allergien ausschließen! Viele anamnestische sog. Penicillin-Allergien sind allerdings keine Allergien, also im Zweifelsfall unbedingt testen.
- Wechselwirkungen mit anderen, gleichzeitig verabreichten Medikamenten beachten (▶ Kap. 23).

- Für eine adäquate Antibiotikatherapie müssen auch die Verhältnisse am Ort der Infektion beachtet werden, z. B. saurer pH oder anaerobes Milieu (z. B. Abszesse). Aminoglykoside wirken beispielsweise nicht bei saurem pH und unter anaeroben Bedingungen.
- Bei Gabe von Antibiotika mit geringer therapeutischer Breite (z. B. Aminoglykoside, Vancomycin) müssen Serumspiegelkontrollen durchgeführt werden. Spitzenspiegel: max. 30 min nach Injektion bzw. Infusion, Talspiegel: unmittelbar vor der nächsten Antibiotikagabe.
- **Einmaldosierung von Aminoglykosiden.** Die Gesamtdosis kann in einer einzigen Dosis (Infusion über 1 h in 100 ml 0,9 % NaCl) verabreicht werden. Dabei ist die Bestimmung des Spitzenspiegels nicht mehr notwendig, der Talspiegel wird nach der ersten oder zweiten Dosis, unmittelbar vor Gabe der nächsten Dosis gemessen. Er sollte <1 mg/l, auf keinen Fall aber >2 mg/l (bei Amikacin >10 mg/l) (Kumulationsgefahr!) liegen. Die Einmalgabe von Aminoglykosiden/Tag wird nicht empfohlen in der Schwangerschaft, bei Aszites, Meningitis, Osteomyelitis, Verbrennungen und eingeschränkter Nierenfunktion (Krea-Clearance <60 ml/min). Für das Kindesalter ist die Datenlage noch zu dürftig, um eine durchgängige Empfehlung abgeben zu können. Die Einmaldosierung scheint in der Kombinationsbehandlung der gramnegativen Sepsis und der Mukoviszidose sinnvoll zu sein. Ansonsten existieren dieselben Kontraindikationen wie im Erwachsenenalter (◉ ◘ Tab. 4.1).

Blutkultur-Diagnostik:

- Bei V. a. systemische und/oder lokale Infektionen (Sepsis, Meningitis, Osteomyelitis, Pneumonie, postoperative Infekte u. a.) oder Fieber unklarer Genese: 1 BK (aerob und anaerob) aus der 1. Vene, 1 BK (aerob und anaerob) aus der 2. Vene.

◻ Tab. 4.1 Einmaldosierung von Aminoglykosiden

Antibiotikum	Sollwerte (mg/l)	
	Spitzenspiegel	Talspiegel
Gentamicin	5–10	<2
Tobramycin	5–10	<2
Netilmicin	5–10	<2
Amikacin	20–30	<10
Vancomycin	20–50	5–10

- Bei V. a. bakterielle Endokarditis: 3 BK (jeweils aerob und anaerob) aus 3 verschiedenen Venen (innerhalb von 3 h).
- Bei V. a. Venenkatheterinfektion: Jeweils 1 BK (jeweils aerob und anaerob) aus dem Katheter und aus einer peripheren Vene zur Bestimmung der DTTP („Differential Time To Positivity" = Zeitdifferenz zwischen positivem Laborergebnis der Blutentnahme aus periphere Vene und ZVK). Gegebenenfalls (in Absprache mit dem Mikrobiologen) – 1 Isolator® (quantitatives Blutkultursystem) aus dem Venenkatheter; 1 Isolator® und 1 aerobe BK aus einer peripheren Vene.

Wichtige Hinweise zur Abnahme:

Sorgfältige Hautdesinfektion (30 s), im Hinblick auf die abzunehmende Blutmenge Angaben des Herstellers des BK-Systems beachten; auf dem Anforderungsschein Punktions- bzw. Abnahmestelle angeben.

Häufigste Fehler bei der Antibiotikatherapie

© Springer-Verlag GmbH Deutschland, ein Teil von
Springer Nature 2019
U. Frank, *Antibiotika am Krankenbett 2019 – 2020,* 1x1 der Therapie,
https://doi.org/10.1007/978-3-662-58338-8_5

- Verwendung eines Breitspektrum-Antibiotikums, wenn ein Schmalspektrum-Antibiotikum ausreichen würde
- Zu lange Therapiedauer
- Intravenöse Therapie, wenn eine gleich effektive orale Therapie möglich wäre
- Kombinationstherapie, wenn ein Antibiotikum ausreichend wäre
- Keine Umstellung der Antibiotikatherapie, wenn die Antibiogramme verfügbar sind
- Keine Dosisanpassung bei eingeschränkter Leber- oder Nierenfunktion
- Keine Kenntnis der aktuellen Resistenzsituation und daher Beginn mit dem falschen Antibiotikum
- Beginn der Gabe von Antibiotika oder Antibiotika-kombinationen routinemäßig für die schwersten Fälle, so als seien immer Pseudomonas oder oxacillinresistente Staphylokokken die Ursache

Wichtige Infektionen – wichtige mikrobiologische Diagnostik (Tab. 6.1)

© Springer-Verlag GmbH Deutschland, ein Teil von
Springer Nature 2019
U. Frank, *Antibiotika am Krankenbett 2019 – 2020,* 1x1 der Therapie,
https://doi.org/10.1007/978-3-662-58338-8_6

◼ **Tab. 6.1**   Wichtige Infektionen – wichtige mikrobiologische Diagnostik

Infektionen	Mikrobiologische Diagnostik
Eitrige Tonsillitis	Rachenabstrich ohne Transportmedium (nur Suche nach A-Streptokokken!)
Meningismus	Liquorpunktion
Jedes (!) Fieber unklarer Genese	Blutkulturen .
Faulig riechende Infektion (z. B. Sputum, Eiter, Aszites)	Verdacht auf Anaerobier-Infektion (spezielle Transportmedien!, möglichst Eiter, keine Abstriche untersuchen)
Eitrige Wundinfektion	Möglichst Eiter, Wundabstriche nur aus der Tiefe
Venenkatheter-infektion	Jeweils 1 BK (jeweils aerob und anaerob) aus dem Katheter und aus einer peripheren Vene zur Bestimmung der DTTP („Differential Time To Positivity" = Zeitdifferenz zwischen positivem Laborergebnis der Blutentnahme aus periphere Vene und ZVK). Gegebenenfalls quantitative Blutkultur (z. B. Isolator®) aus Venenkatheter u. zusätzlich aus peripherer Vene (mindestens 5- bis 10-fach höhere Keimzahl aus Venenkatheter spricht für Venenkatheterinfektion); nach Entfernen des Katheters Venenkatheterspitze + BK

(Fortsetzung)

◻ Tab. 6.1 (Fortsetzung)	
Infektionen	**Mikrobiologische Diagnostik**
Nosokomiale Diarrhö, häufig nach Antibiotikatherapie	Toxinnachweis und Stuhlkultur auf Clostridium difficile
Peritonitis mit Aszites	Eiter in speziellem Transportmedium (Anaerobier!) wesentlich besser als Abstriche
Chronische Bronchitis mit trockenem Husten	Serologie auf atypische Pneumonieerreger (z. B. Mykoplasmen, Chlamydien)
Atypische Pneumonie bei abwehrgeschwächten Patienten	Serologie auf Legionellen, Nachweis von Legionellen-Urinantigen
Osteomyelitis	Eiter, intraoperatives Material (Aspirat) wesentlich besser als Abstriche
Sekret oder Eiter aus Drainagen	Sekret oder Eiter in Transportmedium, keine Drainagenabstriche (häufige Sekundärkontamination)

Grundsätzlich gilt:
- Material möglichst rasch ins Labor bringen
- Materialentnahme vor Beginn der Antibiotikatherapie
- Ist ein sofortiger Transport ins Labor nicht möglich, dann gelten folgende Lagerungsbedingungen:
  - Raumtemperatur max. 2–3 h (empfindliche Keimarten können bei 4 °C absterben):
    - Blutkulturen
    - Aspirate/Punktate von normalerweise sterilen Körperflüssigkeiten

- – Liquor
- – Eiter, (Wund-)Sekrete
- – Biopsate/Gewebeproben in 0,9 % NaCl-Lsg.
- – Abstrichtupfer und Katheterspitzen in Transportmedium
- Kühlschrank bei 4 °C max. 12–24 h:
  - – Untersuchungsgut mit Begleitflora (z. B. Sputum, Bronchialsekret, Stuhl)
  - – Untersuchungsgut, bei dem die Keimzahl von Bedeutung ist (z. B. Urin, BAL)
  - – Serum für serologische Untersuchungen (möglichst kein Vollblut)

Zusammenarbeit mit Mikrobiologen

© Springer-Verlag GmbH Deutschland, ein Teil von
Springer Nature 2019
U. Frank, *Antibiotika am Krankenbett 2019 – 2020*, 1x1 der Therapie,
https://doi.org/10.1007/978-3-662-58338-8_7

- Suchen Sie sich einen Mikrobiologen als Partner, der Sie von wichtigen Befunden (z. B. A-Streptokokken im Rachenabstrich, Ergebnis mikroskopischer Präparate aus Eiter, Gelenkpunktate etc., positive Blutkulturen) telefonisch oder per Fax orientiert und nicht auf den schriftlichen Befund warten lässt.
- Arbeiten Sie möglichst mit einem Mikrobiologen zusammen, der für Sie einen Hol- und Bringdienst organisiert. Lange Transportwege verschlechtern immer die bakteriologischen Ergebnisse.
- Holen Sie den Mikrobiologen ans Krankenbett. Ein mikrobiologisches Institut, das keinen infektiologischen Service am Krankenbett liefern kann, bildet keine medizinischen Mikrobiologen, sondern theoretische Mikrobiologen aus. Schreibtischtäter gibt es in der Medizin bereits genug. Auch Chirurgen und Internisten können nur selten Telefondiagnosen stellen.
- Meiden Sie private „Laborgroßfabriken", auch wenn diese billiger arbeiten können, es sei denn, sie befinden sich in Ihrer Nachbarschaft und Sie haben dort einen Kollegen, der Sie gut und individuell auch am Krankenbett beraten kann.
- Meiden Sie Mikrobiologen, die Ihnen für jeden isolierten Keim ein Antibiogramm liefern, dies ist Beschäftigungstherapie und Geldschneiderei. Viele klinische Materialien enthalten Kontaminationskeime, die als Infektionserreger überhaupt nicht infrage kommen können. Antibiogramme sind primär unnötig und unsinnig z. B. bei Pneumokokken, Streptokokken der Gruppe A, vergrünenden Streptokokken, Haemophilus influenzae (lediglich β-Laktamase-Testung), Anaerobiern, Meningokokken. Die meisten Pilzantibiogramme sind mit Ausnahme von Flucytosin (Sprosspilze) falsch, da die Hemmhofdurchmesser nicht mit der In-vitro-Empfindlichkeit der Sprosspilze korrelierbar sind.

— Füllen Sie den Begleitschein möglichst gut und spezifisch aus und äußern Sie Ihre Wünsche ganz genau. Schreiben Sie beispielsweise auf Ihren Untersuchungsauftrag nicht einfach „Rachenabstrich – pathogene Keime – Antibiogramm", sondern formulieren Sie Ihren Untersuchungsauftrag so spezifisch wie möglich, also z. B. „Rachenabstrich – β-hämolysierende Streptokokken der Gruppe A – kein Antibiogramm". Das gilt auch für Stuhlproben. Schreiben Sie nicht einfach „Stuhl – pathogene Keime – Antibiogramm", sondern z. B. „Rotaviren, Salmonellen, Shigellen", wenn es sich um einen Säugling oder ein Kleinkind handelt, oder z. B. „Salmonellen oder Campylobacter", wenn es sich um einen Erwachsenen handelt, bei dem Rotaviren als Durchfallerreger praktisch nie vorkommen.

— Bitten Sie Ihren Mikrobiologen, dass er Ihnen mindestens halbjährlich Auswertungen der Resistenzsituation der in Ihrem Fachgebiet 5–6 häufigsten Erreger liefert, und zwar ohne sog. „copy strains", also gleicher Erreger vom gleichen Patienten.

— Halten Sie sich bitte ganz genau an die Empfehlungen Ihres Mikrobiologen für Isolierung und Transport von mikrobiologischem Material. Wenn Sie beispielsweise Urin einschicken, der einige Stunden bei Zimmertemperatur herumsteht, können Sie kein vernünftiges Ergebnis erwarten. Wenn Sie eine Blasenkatheterspitze bzw. -drainagespitze einschicken und nicht Urin bzw. Drainageflüssigkeit, isoliert der Mikrobiologe häufig Kontaminations- und nicht Infektionskeime.

Resistenz klinisch wichtiger Erreger

© Springer-Verlag GmbH Deutschland, ein Teil von
Springer Nature 2019
U. Frank, *Antibiotika am Krankenbett 2019 – 2020,* 1x1 der Therapie,
https://doi.org/10.1007/978-3-662-58338-8_8

◘ Tab. 8.1 gibt nur aktuelle In-vitro-Empfindlichkeiten bzw. Resistenzen an (* = empfohlen, + = empfindlich, ± = intermediär, 0 = resistent, ? = nicht bekannt). In-vitro-Empfindlichkeit bedeutet nicht automatisch auch In-vivo-Wirksamkeit.

◘ Tab. 8.2 gibt aktuelle Resistenzen aus dem Jahr 2017 in Prozent an.

◘ Tab. 8.3 gibt die Resistenz klinisch wichtiger Pilze an (* = empfohlen, + = empfindlich, ± = intermediär, 0 = resistent).

Resistenzen auf Intensivstationen liegen für viele Erreger höher als auf Allgemeinstationen. Nützliche Vergleichsdaten finden Sie aus dem Projekt SARI (Surveillance of Antimicrobial Use and Resistance in German Intensive Care Units) unter ► http://www.antibiotika-sari.de (Stand: November 2018).

Die Resistenzsituation kann innerhalb eines Krankenhauses, sogar von Station zu Station, ganz unterschiedlich sein. Wichtig zu wissen ist deshalb die Resistenzlage auf der eigenen Station.

◘ Tab. 8.1 Resistenz klinisch wichtiger Erreger (Antibiotika in alphabetischer Reihenfolge)

	Acinetobacter	Aeromonas	Actinomyces	Bacteroides fragilis	Burkholderia cepacia	Chlamydien	Citrobacter	Clostridien	Corynebacterium jekeium	Enterobacter	Enterococcus faecalis	Enterococcus faecium
Amikacin	+	+	0	0	0	0	+	0	0	+	0	0
Amoxicillin, Ampicillin	0	0	*	±	0	0	0	+	0	0	*	±
Amoxicillin/ Clavulansäure	0	±	+	*	0	0	0	+	0	0	+	±
Ampicillin/Sulbactam	±	±	+	+	0	0	0	+	0	0	+	±
Azithromycin	0	0	+	0	0	+	0	+	0	0	0	0
Aztreonam	0	+	0	0	0	0	±	0	0	+	0	0
Cefaclor	0	0	?	0	0	0	0	?	0	0	0	0
Cefadroxil	0	0	?	0	0	0	0	?	0	0	0	0
Cefazolin	0	0	0	0	0	0	0	0	0	0	0	0

(Fortsetzung)

◨ **Tab. 8.1**   (Fortsetzung)

	Acinetobacter	Aeromonas	Actinomyces	Bacteroides fragilis	Burkholderia cepacia	Chlamydien	Citrobacter	Clostridien	Corynebacterium jekeium	Enterobacter	Enterococcus faecalis	Enterococcus faecium
Cefepim	±	+	?	0	±	0	*	?	0	+	0	0
Cefixim	0	?	?	0	0	0	+	?	0	±	0	0
Cefota-xim	0	+	+	0	0	0	±	+	0	±	0	0
Cefpodo-xim	0	?	?	0	0	0	+	?	0	±	0	0
Cefta-rolin	?	?	?	0	0	0	+	?	0	±	0	0
Ceftazi-dim	±	+	?	0	±	0	±	?	0	±	0	0
Ceftazi-dim/Avi-bactam	±	+	?	0	+	0	+	?	0	+	0	0
Cefto-lozan/Tazobac-tam	±	?	?	+	+	0	+	?	0	+	0	0
Ceftria-xon	±	+	+	0	0	0	±	+	0	±	0	0
Cefuro-xim	0	±	0	0	0	0	0	?	0	0	0	0

(Fortsetzung)

☐ **Tab. 8.1** (Fortsetzung)

	Acinetobacter	Aeromonas	Actinomyces	Bacteroides fragilis	Burkholderia cepacia	Chlamydien	Citrobacter	Clostridien	Corynebacterium jekeium	Enterobacter	Enterococcus faecalis	Enterococcus faecium
Chloramphenicol	0	+	+	+	±	+	?	+	0	+	±	±
Ciprofloxacin	±	+	0	0	±	+	+	0	0	+	±	0
Clarithromycin	0	0	+	0	0	+	0	+	0	0	0	0
Clindamycin	0	0	*	±	0	0	0	+	0	0	0	0
Colistin	+	+	0	0	0	0	+	0	0	+	0	0
Cotrimoxazol	±	+	0	0	±	0	±	0	0	+	0	0
Dalbavancin	0	0	0	0	0	0	0	+	0	0	+	±
Daptomycin	0	0	0	0	0	0	0	±	+	0	+	+
Doxycyclin	0	+	+	±	0	*	0	+	?	0	±	±
Ertapenem	0	+	+	*	0	0	+	+	0	+	±	0
Erythromycin	0	0	*	0	0	+	0	+	0	0	0	0

(Fortsetzung)

■ **Tab. 8.1** (Fortsetzung)

	Acinetobacter	Aeromonas	Actinomyces	Bacteroides fragilis	Burkholderia cepacia	Chlamydien	Citrobacter	Clostridien	Corynebacterium jekeium	Enterobacter	Enterococcus faecalis	Enterococcus faecium
Flucloxa-cillin	0	0	0	0	0	0	0	0	0	0	0	0
Fosfomy-cin	0	0	0	0	0	0	+	0	0	±	±	±
Gentami-cin	0	+	0	0	0	0	+	0	0	+	±	±
Imipe-nem	*	+	*	+	0	0	+	+	0	+	±	0
Levoflo-xacin	±	+	?	0	±	+	+	0	0	+	+	0
Linezolid	0	0	+	0	0	0	0	+	+	0	+	*
Merope-nem	+	+	+	*	±	0	*	+	0	+	±	0
Metroni-dazol	0	0	0	*	0	0	0	+	0	0	0	0
Mezlo-cillin	0	+	+	±	0	0	+	0	0	+	+	±
Moxiflo-xacin	±	+	?	±	0	+	+	0	±	+	+	±
Nitrofu-rantoin	0	0	0	0	0	0	±	0	0	±	+	+

(Fortsetzung)

◼ **Tab. 8.1**   (Fortsetzung)

	Acinetobacter	Aeromonas	Actinomyces	Bacteroides fragilis	Burkholderia cepacia	Chlamydien	Citrobacter	Clostridien	Corynebacterium jekeium	Enterobacter	Enterococcus faecalis	Enterococcus faecium
Ofloxacin	±	+	0	0	0	+	+	0	0	+	±	0
Penicillin	0	0	*	0	0	0	0	*	0	0	*	±
Piperacillin/Tazobactam	±	+	+	*	0	0	*	+	0	+	+	±
Roxithromycin	0	0	+	0	0	+	0	+	0	0	±	±
Tetracyclin	±	0	+	±	±	+	0	+	?	0	±	±
Tigecyclin	+	+	?	+	0	+	+	+	+	+	+	+
Vancomycin/Teicoplanin	0	0	0	0	0	0	0	+	*	0	*	±

(Fortsetzung)

◻ **Tab. 8.1** (Fortsetzung)

	Escherichia coli	Haemophilus influenzae	Klebsiellen	Legionellen	Listeria monocytogenes	Moraxella catarrhalis	Mycoplasma pneumoniae	Proteus mirabilis	Proteus vulgaris	Providencia	Pseudomonas aeruginosa
Amika-cin	+	0	+	0	?	±	0	+	+	+	+
Amoxi-cillin, Ampi-cillin	±	±	0	0	*	0	0	+	0	0	0
Amoxi-cillin/ Clavulan-säure	+	*	±	0	+	*	0	+	+	±	0
Ampicil-lin/Sul-bactam	+	*	±	0	+	+	0	+	+	±	0
Azithro-mycin	±	+	0	*	±	+	+	0	0	0	0
Aztreo-nam	+	+	+	0	0	+	0	+	+	+	+
Cefaclor	±	±	±	0	0	±	0	+	0	0	0
Cefad-roxil	±	±	±	0	0	±	0	+	0	0	0
Cefazo-lin	+	±	+	0	0	0	0	+	0	0	0
Cefepim	+	+	+	0	0	+	0	+	+	+	+

(Fortsetzung)

◻ Tab. 8.1 (Fortsetzung)

	Escherichia coli	Haemophilus influenzae	Klebsiellen	Legionellen	Listeria monocytogenes	Moraxella catarrhalis	Mycoplasma pneumoniae	Proteus mirabilis	Proteus vulgaris	Providencia	Pseudomonas aeruginosa
Cefixim	+	+	+	0	0	+	0	+	+	+	0
Cefotaxim	+	*	+	0	0	+	0	+	+	+	0
Cefpodoxim	+	+	+	0	0	+	0	+	+	+	0
Ceftarolin	+	+	+	0	0	+	0	+	+	+	0
Ceftazidim	+	+	+	0	0	+	0	+	+	+	+
Ceftazidim/Avibactam	+	+	+	0	0	+	0	+	+	+	+
Ceftolozan/Tazobactam	+	+	+	0	0	+	0	+	+	+	+
Ceftriaxon	+	*	+	0	0	+	0	+	+	+	0
Cefuroxim	+	+	+	0	0	+	0	+	±	0	0
Chloramphenicol	?	+	+	0	0	0	0	?	±	?	0

(Fortsetzung)

⬛ **Tab. 8.1** (Fortsetzung)

	Escherichia coli	Haemophilus influenzae	Klebsiellen	Legionellen	Listeria monocytogenes	Moraxella catarrhalis	Mycoplasma pneumoniae	Proteus mirabilis	Proteus vulgaris	Providencia	Pseudomonas aeruginosa
Ciprofloxacin	+	+	+	*	0	+	+	+	+	+	+
Clarithromycin	0	+	0	*	±	+	+	0	0	0	0
Clindamycin	0	0	0	0	0	0	0	0	0	0	0
Colistin	+	0	+	0	0	?	0	0	0	0	+
Cotrimoxazol	±	+	±	±	+	+	0	±	±	±	0
Dalbavancin	0	0	0	0	0	0	0	0	0	0	0
Daptomycin	0	0	0	0	0	0	0	0	0	0	0
Doxycyclin	±	+	0	+	0	+	*	0	0	0	0
Ertapenem	+	+	+	0	?	+	0	+	+	*	0
Erythromycin	0	±	0	*	0	+	+	0	0	0	0
Flucloxacillin	0	0	0	0	0	0	0	0	0	0	0

(Fortsetzung)

❑ Tab. 8.1 (Fortsetzung)

	Escherichia coli	Haemophilus influenzae	Klebsiellen	Legionellen	Listeria monocytogenes	Moraxella catarrhalis	Mycoplasma pneumoniae	Proteus mirabilis	Proteus vulgaris	Providencia	Pseudomonas aeruginosa
Fosfomycin	+	+	±	0	0	0	0	+	±	+	±
Gentamicin	+	0	+	0	±	0	0	+	+	±	+
Imipenem	+	+	+	0	?	+	0	+	±	±	+
Levofloxacin	+	*	+	*	±	+	*	+	+	+	+
Linezolid	0	0	0	0	+	0	0	0	0	0	0
Meropenem	+	+	+	0	±	+	0	+	+	+	*
Metronidazol	0	0	0	0	0	0	0	0	0	0	0
Mezlocillin	+	+	±	0	+	0	0	+	±	+	±
Moxifloxacin	+	*	+	*	+	+	*	+	+	+	0
Nitrofurantoin	+	0	+	0	0	0	0	0	0	0	0
Ofloxacin	+	+	+	*	0	+	+	+	+	+	0

(Fortsetzung)

◘ **Tab. 8.1**   (Fortsetzung)

	Escherichia coli	Haemophilus influenzae	Klebsiellen	Legionellen	Listeria monocytogenes	Moraxella catarrhalis	Mycoplasma pneumoniae	Proteus mirabilis	Proteus vulgaris	Providencia	Pseudomonas aeruginosa
Penicillin	0	0	0	0	+	0	0	0	0	0	0
Piperacillin/ Tazobactam	+	+	+	0	+	+	0	+	+	+	+
Roxithromycin	0	±	0	+	+	+	+	0	0	0	0
Tetracyclin	±	+	±	+	0	+	*	0	0	0	0
Tigecyclin	+	+	+	+	0	?	+	0	0	?	0
Vancomycin/ Teicoplanin	0	0	0	0	0	0	0	0	0	0	0

(Fortsetzung)

◘ **Tab. 8.1**   (Fortsetzung)

	Salmonellen	Serratia	Shigellen	Staphylococcus aureus (MSSA)	Staphylococcus aureus (MRSA)	Staphylococcus epidermidis	Stenotrophomonas maltophilia	Streptococcus A, B, C, F, G	Streptococcus pneumoniae	Streptococcus viridans	Yersinia enterocolitica
Amikacin	±	+	±	±	±	±	0	0	0	0	+
Amoxicillin, Ampicillin	±	0	0	±	0	0	0	+	+	+	0
Amoxicillin/ Clavulansäure	+	0	+	+	0	0	0	+	+	+	±
Ampicillin/Sulbactam	+	0	+	+	0	0	0	+	+	+	±
Azithromycin	±	0	*	±	0	0	0	±	±	±	0
Aztreonam	+	+	+	0	0	0	0	0	0	0	+
Cefaclor	±	0	±	+	0	0	0	+	+	+	0

(Fortsetzung)

◼ **Tab. 8.1** (Fortsetzung)

	Salmonellen	Serratia	Shigellen	Staphylococcus aureus (MSSA)	Staphylococcus aureus (MRSA)	Staphylococcus epidermidis	Stenotrophomonas maltophilia	Streptococcus A, B, C, F, G	Streptococcus pneumoniae	Streptococcus viridans	Yersinia enterocolitica
Cefad-roxil	±	0	±	+	0	0	0	+	+	+	0
Cefazolin	±	0	±	*	0	0	0	+	+	+	0
Cefepim	+	+	+	+	0	0	±	+	+	+	*
Cefixim	+	+	+	0	0	0	0	+	+	+	+
Cefota-xim	+	+	+	±	0	0	0	+	+	*	*
Cefpodo-xim	+	±	+	+	0	0	0	+	+	+	?
Cefta-rolin	+	±	?	+	+	+	0	+	+	+	?
Ceftazi-dim	+	+	+	0	0	0	±	+	+	±	+
Ceftazi-dim/Avi-bactam	+	+	+	±	0	0	±	+	+	±	?

(Fortsetzung)

◘ Tab. 8.1   (Fortsetzung)

	Salmonellen	Serratia	Shigellen	Staphylococcus aureus (MSSA)	Staphylococcus aureus (MRSA)	Staphylococcus epidermidis	Stenotrophomonas maltophilia	Streptococcus A, B, C, F, G	Streptococcus pneumoniae	Streptococcus viridans	Yersinia enterocolitica
Ceftolozan/ Tazobactam	+	+	?	0	0	0	0	+	+	+	?
Ceftriaxon	+	+	+	±	0	0	0	+	+	*	*
Cefuroxim	±	0	±	+	0	0	0	+	+	+	±
Chloramphenicol	+	0	+	+	+	+	+	+	+	+	0
Ciprofloxacin	+	+	*	0	0	0	0	±	±	0	*
Clarithromycin	0	0	0	±	0	0	0	±	±	±	0
Clindamycin	0	0	0	+	±	±	0	+	+	+	0

(Fortsetzung)

◻ **Tab. 8.1**   (Fortsetzung)

	Salmonellen	Serratia	Shigellen	Staphylococcus aureus (MSSA)	Staphylococcus aureus (MRSA)	Staphylococcus epidermidis	Stenotrophomonas maltophilia	Streptococcus A, B, C, F, G	Streptococcus pneumoniae	Streptococcus viridans	Yersinia enterocolitica
Colistin	±	0	0	0	0	0	+	0	0	0	?
Cotrimoxazol	±	±	±	+	+	±	*	±	±	±	+
Dalbavancin	0	0	0	+	+	+	0	+	?	+	0
Daptomycin	0	0	0	+	*	*	0	+	±	+	0
Doxycyclin	±	0	±	±	0	±	+	?	±	±	+
Ertapenem	+	+	+	+	0	0	0	+	+	+	+
Erythromycin	0	0	0	±	0	0	0	±	+	±	0
Flucloxacillin	0	0	0	*	0	0	0	+	+	±	0
Fosfomycin	0	±	0	+	+	±	0	+	+	0	0

(Fortsetzung)

◻ Tab. 8.1 (Fortsetzung)

	Salmonellen	Serratia	Shigellen	Staphylococcus aureus (MSSA)	Staphylococcus aureus (MRSA)	Staphylococcus epidermidis	Stenotrophomonas maltophilia	Streptococcus A, B, C, F, G	Streptococcus pneumoniae	Streptococcus viridans	Yersinia enterocolitica
Gentami-cin	±	+	±	±	±	±	0	±	0	±	+
Imipe-nem	+	+	+	+	0	0	0	+	+	+	+
Levoflo-xacin	+	+	*	+	0	±	±	±	±	±	*
Linezolid	0	0	0	+	*	*	0	+	+	+	0
Merope-nem	+	+	+	+	0	0	0	+	+	+	+
Metroni-dazol	0	0	0	0	0	0	0	0	0	0	0
Mezlo-cillin	+	±	+	0	0	0	0	+	+	+	+
Moxiflo-xacin	+	+	+	+	0	±	±	±	+	+	+
Nitrofu-rantoin	0	0	0	0	0	0	0	0	0	0	0

(Fortsetzung)

■ Tab. 8.1   (Fortsetzung)

	Salmonellen	Serratia	Shigellen	Staphylococcus aureus (MSSA)	Staphylococcus aureus (MRSA)	Staphylococcus epidermidis	Stenotrophomonas maltophilia	Streptococcus A, B, C, F, G	Streptococcus pneumoniae	Streptococcus viridans	Yersinia enterocolitica
Ofloxacin	+	+	+	+	0	0	0	±	±	0	+
Penicillin	0	0	0	0	0	0	0	*	*	±	0
Piperacillin/Tazobactam	+	+	+	+	0	0	±	+	+	+	+
Roxithromycin	0	0	0	+	0	0	0	+	+	+	0
Tetracyclin	0	0	0	+	±	±	0	?	±	±	?
Tigecyclin	+	+	+	+	+	+	±	+	+	+	?
Vancomycin/Teicoplanin	0	0	0	+	*	*	0	+	+	*	0

◘ **Tab. 8.2**   Resistente Erreger (%), Zeitraum 2017, aus ARS (Antibiotika Resistenz Surveillance). Robert Koch-Institut: ARS, ▶ https://ars.rki.de/ Datenstand: 06.09.2018

	Acinetobacter baumannii	Citrobacter freundii	Enterobacter cloacae	Enterococcus faecalis	Enterococcus faecium	Escherichia coli	Klebsiella oxytoca	Klebsiella pneumoniae
Amikacin	6	0	1			1	0	1
Amoxi-cillin						47	100	100
Amoxi-cillin/ Clavulan-säure						37	24	25
Ampicillin				0	91	49	100	100
Ampicil-lin/Sulbac-tam	35					39	27	26
Aztreo-nam								
Cefazolin								
Cefepim	69	13	11			11	5	14
Cefotaxim		24	25			12	4	14
Ceftazidim	58	23	23			8	3	12
Cefuroxim						17	17	19

(Fortsetzung)

◻ **Tab. 8.2** (Fortsetzung)

	Acinetobacter baumannii	Citrobacter freundii	Enterobacter cloacae	Enterococcus faecalis	Enterococcus faecium	Escherichia coli	Klebsiella oxytoca	Klebsiella pneumoniae
Ciprofloxacin	9	8	6			21	6	15
Clindamycin								
Colistin								
Cotrimoxazol	4	7	7			24	4	14
Doxycyclin						47	29	40
Ertapenem		1	7			0	0	1
Erythromycin								
Fosfomycin		2	34			1	21	17
Fusidinsäure								
Gentamicin	4	4	4			6	1	7

(Fortsetzung)

☐ Tab. 8.2 (Fortsetzung)

	Acinetobacter baumannii	Citrobacter freundii	Enterobacter cloacae	Enterococcus faecalis	Enterococcus faecium	Escherichia coli	Klebsiella oxytoca	Klebsiella pneumoniae
Gentami-cin (high level)				27	16			
Imipenem	4	0	0			0	0	0
Levofloxa-cin	8	9	6	39	93	21	6	14
Linezolid								
Merope-nem	4	0	0			0	0	0
Moxiflo-xacin				53				
Nitrofu-rantoin						1	6	24
Penicillin								
Pipera-cillin	71	39	40			46	61	73
Piperacil-lin/Tazo-bactam	37	20	21			10	15	13
Rifampicin								

(Fortsetzung)

◻ **Tab. 8.2**   (Fortsetzung)

	Acinetobacter baumannii	Citrobacter freundii	Enterobacter cloacae	Enterococcus faecalis	Enterococcus faecium	Escherichia coli	Klebsiella oxytoca	Klebsiella pneumoniae
Strepto-mycin (high level)				28	68			
Teicopla-nin				0	8			
Tetracy-clin						28	4	17
Tigecyclin	12	3	5			0	2	7
Tobramy-cin	6	5	4			8	1	12
Trimetho-prim						27	7	17
Vancomy-cin				0	17			

(Fortsetzung)

◼ Tab. 8.2 (Fortsetzung)

	Morganella morganii	Proteus mirabilis	Pseudomonas aeruginosa	Serratia marcescens	Staphylococcus aureus	Staphylokokken; koagulasenegativ	Streptococcus pneumoniae	Stenotrophomonas maltophilia
Amikacin	1	2	3	13				
Amoxicillin		30						
Amoxicillin/Clavulansäure		12						
Ampicillin		31					1	
Ampicillin/Sulbactam		12						
Aztreonam								
Cefazolin								
Cefepim	4	1	6	5				
Cefotaxim	15	1		7			0	
Ceftazidim	13	1	9	4				77
Cefuroxim		3						

(Fortsetzung)

◨ **Tab. 8.2**   (Fortsetzung)

	Morganella morganii	Proteus mirabilis	Pseudomonas aeruginosa	Serratia marcescens	Staphylococcus aureus	Staphylokokken; koagulasenegativ	Streptococcus pneumoniae	Stenotrophomonas maltophilia
Ciproflo-xacin	12	16	15	7	25	46		
Clindamy-cin					18		8	
Colistin			3					
Cotrimo-xazol	16	34		2	2	21	9	4
Doxycyclin		100			4	27	10	
Ertapenem	1	0		1				
Erythromy-cin					19	59	12	
Fosfomy-cin	96	14		9	2	42		
Fusidin-säure					3	31		
Gentamicin	7	11	6	2	3	32		

(Fortsetzung)

■ Tab. 8.2 (Fortsetzung)

	Morganella morganii	Proteus mirabilis	Pseudomonas aeruginosa	Serratia marcescens	Staphylococcus aureus	Staphylokokken; koagulasenegativ	Streptococcus pneumoniae	Stenotrophomonas maltophilia
Gentami-cin (high level)								
Imipenem	4	9	14	0				
Levofloxa-cin	11	16	17	7	25	45	1	
Linezolid					0			
Merope-nem	0	0	5	0				
Moxifloxa-cin						39	1	43
Nitrofuran-toin		100			28	3		
Penicillin					74	87	3	
Piperacillin	33	27	18	21				

(Fortsetzung)

◘ Tab. 8.2 (Fortsetzung)

	Morganella morganii	Proteus mirabilis	Pseudomonas aeruginosa	Serratia marcescens	Staphylococcus aureus	Staphylokokken; koagulasenegativ	Streptococcus pneumoniae	Stenotrophomonas maltophilia
Piperacillin/Tazobactam	6	1	13	5				
Rifampicin					0	5		
Streptomycin (high level)								
Teicoplanin					0	13		
Tetracyclin		100			4	27	11	
Tigecyclin	99	99		4				37
Tobramycin	6	9	3	16				
Trimethoprim								
Vancomycin					0	0	0	

◘ Tab. 8.3 Resistenz klinisch wichtiger Pilze

	Fluconazol	Itraconazol	Voriconazol	Posaconazol	Isavuconazol	Anidulafungin	Caspofungin	Micafungin	Amphotericin B
Aspergillus spp.	o	±	*	+	*	±	±	±	+
Candida albicans	*	+	+	+	+	*	*	*	+
Candida dubliniensis	*	+	+	+	+	*	*	*	*
Candida glabrata	±	±	±	±	±	*	*	*	*
Candida guilliermondii	o	±	+	±	+	±	±	+	+
Candida krusei	o	±	+	+	+	*	*	*	+
Candida lusitaniae	*	+	+	+	+	*	*	*	o
Candida parapsilosis	*	+	+	+	+	±	+	+	+
Candida tropicalis	*	+	+	+	+	*	*	*	*
Cryptococcus spp.	*	+	+	+	+	o	o	o	*
Fusarium spp.	o	o	±	±	±	o	o	o	±
Mucor spp.	o	±	±	+	+	o	o	o	+
Scedosporium apiospermum	o	±	+	±	±	±	±	±	o
Scedosporium spp.	o	o	o	o	o	o	o	o	o
Trichosporon spp.	±	+	+	+	+	o	o	o	±

Häufigste Erreger – Antibiotikaauswahl

© Springer-Verlag GmbH Deutschland, ein Teil von
Springer Nature 2019
U. Frank, *Antibiotika am Krankenbett 2019 – 2020,* 1x1 der Therapie,
https://doi.org/10.1007/978-3-662-58338-8_9

Siehe ◘ Tab. 9.1.

◘ Tab. 9.1 Häufigste Erreger – Antibiotikaauswahl

Erreger	1. Wahl[a]	Alternativen
Acinetobacter baumannii	Carbapeneme	Ampicillin/Sulbactam, Cotrimoxazol, Colistin (MDR) Chinolone, Aminoglykoside, Tigecyclin
Actinomyces israelii	Penicillin G, Ampicillin	Doxycyclin, Ceftriaxon
Aeromonas hydrophila	Chinolone	Cotrimoxazol, Cephalosporine (3./4. Gen.)
Alcaligenesxylosoxidans	Carbapeneme	Cotrimoxazol, AP-Penicilline
Aspergillus-Spezies	Voriconazol, Amphotericin B, Micafungin, Posaconazol, Itraconazol	Caspofungin
Bacillus anthracis	Ciprofloxacin, Levofloxacin	Doxycycline + Clindamycin od. Rifampicin
Bacillus cereus, subtilis	Vancomycin, Clindamycin	Carbapeneme, Chinolone

(Fortsetzung)

□ Tab. 9.1 (Fortsetzung)

Erreger	1. Wahl[a]	Alternativen
Bacteroides fragilis	Metronidazol, Piperacillin/Tazobactam	Ampicillin/Sulbactam, Amoxicillin/Clavulansäure
Bartonellen	Makrolide, Chinolone	Doxycyclin
Bordetella-Spezies	Makrolide	Cotrimoxazol
Borrelia burgdorferi	Penicillin, Doxycyclin, Ceftriaxon, Amoxicillin	Cefuroximaxetil, Cefpodoximproxetil, Makrolide
Brucellen	Doxycyclin + Rifampicin, Doxycyclin + Gentamicin, Doxycilin + Streptomycin	Cotrimoxazol + Gentamicin
Burkholderia cepacia	Cotrimoxazol, Ciprofloxacin	Meropenem
Campylobacter-Spezies	Makrolide	Tetracycline, Chinolone
Candida-Spezies	Fluconazol	Voriconazol, Caspofungin, Anidulafungin, Amphotericin B

(Fortsetzung)

◘ Tab. 9.1 (Fortsetzung)

Erreger	1. Wahl[a]	Alternativen
Chlamydien	Tetracycline	Makrolide, Chinolone (Gr. III)
Citrobacter-Spezies	Carbapeneme, Cefepim	Chinolone
Clostridium difficile	Metronidazol	Vancomycin
Clostridium-Spezies	Penicillin G	Tetracycline, Clindamycin
Corynebacterium diphtheriae	Penicillin G + Antitoxingabe	Makrolide, Clindamycin
Corynebacterium jeikeium	Vancomycin, Teicoplanin	Penicillin G + Aminoglykosid
Coxiella burnetii	Doxycyclin	Chinolone, Erythromycin
Eikenella corrodens	Penicillin G, Ampicillin	Chinolone
Enterobacter-Spezies	Carbapeneme	Chinolone
Enterococcus faecalis	Ampicillin	Vancomycin, Teicoplanin

(Fortsetzung)

Tab. 9.1 (Fortsetzung)

Erreger	1. Wahl[a]	Alternativen
Enterococcus faecium	Vancomycin, Teicoplanin	Linezolid
Enterococcus faecium (VRE)[b]	Linezolid, Tigecyclin	Fosfomycin[c]
Escherichia coli	Cephalosporine (2./3. Gen.)	Chinolone, Piperacillin/Tazobactam oder Sulbactam
Flavobacterium meningosepticum	Vancomycin + Rifampicin	Cotrimoxazol, Rifampicin
Francisella tularensis	Aminoglykoside, Doxycyclin	Streptomycin, Ciprofloxacin
Fusobakterien	Penicillin G	Metronidazol, Clindamycin
Gardnerella vaginalis	Metronidazol	Clindamycin
Gonokokken	Cephalosporine (2./3. Gen.)	Chinolone, Spectinomycin

(Fortsetzung)

◻ **Tab. 9.1** (Fortsetzung)

Erreger	1. Wahl[a]	Alternativen
Haemophilus influenzae	Cephalosporine, Ampicillin/Sulbactam, Amoxicillin/Clavulansäure	Cotrimoxazol, Makrolide, Chinolone
Helicobacter pylori[c]	Amoxicillin, Clarithromycin	Metronidazol, Levofloxacin
Kingella kingae	Penicillin G, Ampicillin	Cephalosporine, Aminoglykoside
Klebsiellen	Cephalosporine (3. Gen.)	Chinolone
Laktobazillen	Penicillin G	Clindamycin, Erythromycin
Legionella pneumophila	Azithromycin, andere Makrolide	Chinolone
Leptospiren	Penicillin G	Tetracycline
Listerien	Ampicillin ± Aminoglykoside	Penicillin G, Cotrimoxazol
Meningokokken	Penicillin G	Cefotaxim, Ceftriaxon

(Fortsetzung)

◻ Tab. 9.1 (Fortsetzung)

Erreger	1. Wahl[a]	Alternativen
Moraxella catarrhalis	Ampicillin/Sulbactam, Amoxicillin/Clavulansäure	Oralcephalosporine (2./3. Gen.), Makrolide, Chinolone, Cotrimoxazol
Morganellen	Cephalosporine (3. Gen.)	Chinolone (Gr. II, III), Carbapeneme
Mycoplasma pneumoniae	Makrolide	Tetracycline, Chinolone (Gr. III, IV)
Nokardien	Cotrimoxazol	Minocyclin
Pasteurella multocida	Penicillin G	Cephalosporine (2./3. Gen.), Tetracycline, Cotrimoxazol
Peptostreptokokken	Penicillin G	Clindamycin, Metronidazol
Pneumokokken	Penicillin G	Makrolide, Cephalosporine
Pneumokokken (Penicillin-resistent)	Cephalosporine (3. Gen.)	Chinolone (Gr. III, IV), Vancomycin ± Rifampicin, Telithromycin

(Fortsetzung)

◘ **Tab. 9.1** (Fortsetzung)

Erreger	1. Wahl[a]	Alternativen
Propionibakterien	Penicillin G	Tetracycline, Clindamycin
Proteus mirabilis	Ampicillin/Sulbactam	Cephalosporine, Cotrimoxazol
Proteus vulgaris	Cephalosporine (3. Gen.)	Chinolone
Providencia-Spezies	Cephalosporine (3. Gen.)	Chinolone, Cotrimoxazol
Pseudomonas aeruginosa	Piperacillin, AP-Cephalosporine[d] jeweils ± Aminoglykoside	Ciprofloxacin, Carbapeneme
Rickettsien	Tetracycline	Chinolone, Chloramphenicol
Salmonella typhi/paratyphi	Chinolone, Cephalosporine (3. Gen.)	Cotrimoxazol, Chloramphenicol
Salmonella enteritidis	Keine Antibiotikatherapie	–
Serratia marcescens	Cephalosporine (3. Gen.), Chinolone	Carbapeneme, Aminoglykoside

(Fortsetzung)

◻ Tab. 9.1 (Fortsetzung)

Erreger	1. Wahl[a]	Alternativen
Shigellen	Chinolone	Cotrimoxazol, Azithromycin
Staphylokokken (MSSA)[e]		Cephalosporine (1./2. Gen.), Clindamycin
Staphylokokken (MRSA)[f]	Vancomycin, Linezolid	Teicoplanin, Daptomycin, Tigecyclin, Fosfomycin[c]
Staphylokokken (MRSE)[g]	Vancomycin, Teicoplanin ± Rifampicin	Daptomycin, Tigecyclin
Stenotrophomonas maltophilia	Cotrimoxazol	Chinolone, Minocyclin
Streptokokken (aerob und anaerob)	Penicillin G	Cephalosporine, Makrolide
Treponema pallidum	Penicillin G	Doxycyclin, Ceftriaxon
Ureaplasma	Tetracycline	Makrolide

(Fortsetzung)

◘ **Tab. 9.1** (Fortsetzung)

Erreger	1. Wahl[a]	Alternativen
Vibrionen	Tetracycline	Cotrimoxazol, Chinolone
Yersinia enterocolitica	Cotrimoxazol	Chinolone

[a]Bis Antibiogramm vorliegt
[b]VRE = Vancomycin-resistente Enterokokken
[c]Kombinationstherapie
[d]Antipseudomonas-Cephalosporine: Ceftazidim, Ceftazidim/Avibactam, Cefepim
[e]Methicillin-empfindliche S. aureus
[f]Methicillin-resistente S. aureus
[g]Methicillin-resistente S. epidermidis

Antibiotika, Antimykotika: Spektrum – Dosierung – Nebenwirkungen – Kosten

© Springer-Verlag GmbH Deutschland, ein Teil von
Springer Nature 2019
U. Frank, *Antibiotika am Krankenbett 2019 – 2020,* 1x1 der Therapie,
https://doi.org/10.1007/978-3-662-58338-8_10

> **⟩** Die Formel zur Berechnung der Kreatininclearance
> (**Umrechnungsformel nach Cockroft & Gault: Formel: 4.1**)
> ist in ▶ Kap. 4 zu finden.

10.1   Amikacin – Amikacin®

■ **Spektrum**

Grampositive (Staphylokokken, nicht: Pneumokokken, Streptokokken, Enterokokken), gramnegative Keime, insbesondere gentamicinresistente Erreger; nur schwach wirksam gegen H. influenzae; bei Enterobakterien synergistische Wirkung mit β-Laktamantibiotika.

■ **Dosierungen**

– Erwachsene	10–15 mg/kg/die verteilt auf 1–3 Dosen i. m., i. v. vorzugsweise 30–60 min Kurzinfusion
– Kinder >1. Lebensjahr	15 mg/kg/die i. m., i. v. verteilt auf 1–3 Dosen; Inf. über 1–2 h
– Neugeborene	initial 1 × 10 mg/kg/die in 1–3 Dosen i. m., i. v., dann 15 mg/kg/die i. v., i. m. verteilt auf 2 Dosen (auch bei Körpergewicht unter 1200 g); Inf. über 1–2 h
– Neugeborene > 1 Lebenswoche	initial 1 × 10 mg/kg/die i. v., i. m., dann 15 mg/kg/die i. v., i. m. verteilt auf 3 Dosen, ab 4. Lebenswoche Einmaldosierung möglich; Inf. über 1–2 h

Bei Niereninsuffizienz (Erwachsene):

GFR[c]	Max Dos. (g)	DI (h)
120	0,25	6
45	0,125	8
18	0,125	12
8	0,1	12
2	0,125[a]	24
0,5	0,125[a]	24–48[b]

Bei Niereninsuffizienz (Kinder):

GFR[c]	Dosis (% der Normaldosis)
40	40 (2 Einzeldosen)
20	25 (2 Einzeldosen); LD 10 mg/kg
10	20 (2 Einzeldosen); LD 7,5 mg/kg
Anurie	10 (1 Einzeldosis); LD 5 mq/kq bzw. 33 % n, HD

[a]In lebensbedrohlichen Fällen Initialdosis von 0,5 g
[b]2–3 Hämodialysen/Woche werden in diesen Fällen für erforderlich gehalten. 1 Normaldosis initial
[c]Berechnung der GFR nach Cockroft-Gault s. Umschlaginnenseite

■ **Nebenwirkungen**

Nephrotoxizität und Ototoxizität insbesondere bei langer Therapiedauer (>10 Tage), hoher Dosierung (mehr als 15 g, >32 µg/ml Spitzenspiegel, >10 µg/ml Talspiegel), vorangegangener Aminoglykosidtherapie und gleichzeitiger Gabe

von Furosemid, Etacrynsäure oder anderen nephro- oder oto-
toxischen Substanzen. Blutbildveränderungen, Arthralgie,
Fieber, Überempfindlichkeitsreaktionen, neuromuskuläre Blockade.

■ **Kontraindikationen**
Parenterale Gabe im 1. Trimenon der Schwangerschaft, ab
4. Schwangerschaftsmonat nur bei vitaler Indikation; Myasthenia gravis; vorbestehende Nieren- oder Gehörschäden.

■ **Bemerkungen**
Aminoglykosid der Wahl bei gentamicinresistenten Keimen
und bei *Serratia*. Aminoglykosidlösungen nicht mit Penicillinen oder Cephalosporinen mischen (Inaktivierung der
Aminoglykoside).

10.2 Amoxicillin – Amoxypen®

■ **Spektrum**
Grampositive (nicht S. aureus) und gramnegative Keime
(H. influenzae ca. 10 % Resistenz).

■ **Dosierungen**

– Erwachsene, Kinder >12 Jahre	1,5–3 g (max. 4–6 g)/die in 3–4 Dosen
– Kinder >3 Monate <40 kg	25–45 mg/kg/die verteilt auf 3–4 Dosen
Bei Niereninsuffizienz (Erwachsene):	
Bei GFR^a <30 ml/min Reduktion auf 2/3 der Normdosis; bei GFR^a <20 ml/min auf 1/3 der Normdosis	

Bei Niereninsuffizienz (Kinder):	
GFR[a]	Dosis (% der Normaldosis)
40	100
20	60 (2 Einzeldosen)
10	30 (2 Einzeldosen)
Anurie	15 (1 Einzeldosis) bzw. 30 n. HD

[a]Berechnung der GFR nach Cockroft-Gault s. Umschlaginnenseite

■ **Nebenwirkungen**

Gastrointestinale Symptome, Durchfall, Exanthem (durchschnittl. 8 %, speziell bei Patienten mit infektiöser Mononukleose und anderen Viruserkrankungen, lymph. Leukämie), Fieber, selten Transaminasenerhöhung, interstitielle Nephritis.

■ **Kontraindikationen**

Penicillinallergie, infektiöse Mononukleose und chronische lymphatische Leukämie (in >50 % Exantheme).

■ **Bemerkungen**

2- bis 3-fach besser resorbiert als Ampicillin.

10.3 Amoxicillin/ Clavulansäure – Augmentan®

■ **Spektrum**

Grampositive (nicht E. faecium), gramnegative Bakterien, besonders H. influenzae, β-Laktamasebildner, Anaerobier.

■   **Dosierungen**

– Erwachsene und Kinder >12 Jahre	3 × 625–1250 mg (Tabl.) bzw. 2 × 1000 mg (Filmtabl.) p. o. 3 × 1,2–2,2 g i. v.
– Kinder >1. Lebensjahr	37,5–50 mg/kg/die p. o. verteilt auf 3 Dosen; bei Otitis media 60–96 mg/kg/die i. v. verteilt auf 3 Dosen
– Säuglinge >3. Lebensmonat	60–96 mg/kg/die i. v. verteilt auf 2–3 Dosen 30–50 mg/kg/die p. o. verteilt auf 3 Dosen
– Säuglinge	88 mg/kg/die i. v. verteilt auf 2 Dosen

Bei Niereninsuffizienz (Erwachsene):

Bei GFR[a] von 30–10 ml/min 1,2 g i. v. initial (Tag 1), dann 600 mg i. v. alle 12 h, bei GFR[a] <10 ml/min initial 1,2 g i. v., dann 600 mg i. v. alle 24 h. Bei Hämodialyse initial 1,2 g i. v., am Ende der Hämodialyse zusätzlich 600 mg i. v.

Bei Niereninsuffizienz (Kinder):

GFR[a]	Dosis (% der Normaldosis)
40	100
20	25 (2 Einzeldosen)
10	25 (2 Einzeldosen)
Anurie	15 (1 Einzeldosis) bzw. 30 n. HD

[a]Berechnung der GFR nach Cockroft-Gault s. Umschlaginnenseite

- **Nebenwirkungen**

Gastrointestinale Symptome, Durchfall, Exanthem durchschnittlich 1–2 % (bei Patienten mit infektiöser Mononukleose,
anderen Viruserkrankungen und lymph. Leukämie häufiger);
Fieber, selten Transaminasenerhöhung, interstitielle Nephritis; positiver Coombs-Test, Hepatitis/cholestatische Gelbsucht
(sehr selten).

- **Kontraindikationen**

Penicillinallergie, infektiöse Mononukleose und lymphatische Leukämie (Exanthembildung), schwere Leberfunktionsstörung, Anwendung in der Schwangerschaft nur unter
sorgfältiger Nutzen-Risiko-Abwägung.

10.4 Amphotericin B – Amphotericin B®, AmBisome®

- **Spektrum**

Gut wirksam bei vielen Candidaarten, Aspergillen, Histoplasmose, Sporotrichose, Cryptococcose, Blastomykose u. a., nicht
bei Dermatophyten.

■ **Dosierungen**

– Erwachsene und Kinder	Initialdosis von 0,1–0,25 mg/kg/die i. v., Dosissteigerung täglich um 0,1–0,25 mg/kg bis auf eine Gesamttagesdosis von 0,6–1 mg/kg/die i. v., bei lebensbedrohlicher Infektion sofort mit 0,5–0,7(–1) mg/kg/die i. v. beginnen, auch in der Kombination mit Flucytosin. Kombination mit Flucytosin: 1. Tag: 100–150 mg/kg/die Flucytosin + 0,1 mg/kg/die Amphotericin B, 2. Tag: 150 mg/kg/die Flucytosin + 0,2 mg/kg/die Amphotericin B, ab 3. Tag: 150 mg/kg/die Flucytosin + 0,3 mg/kg/die Amphotericin B. Empfindlichkeit gegen Flucytosin testen! Liposomales Amphotericin B (AmBisome®) 3–5 mg/kg/d i. v.

Bei Niereninsuffizienz (Erwachsene und Kinder):

Die Gabe von Amphotericin B bei einem auch völlig niereninsuffizienten Patienten führt zu keiner Kumulation

■ **Nebenwirkungen**

Fieber, Schüttelfrost, Erbrechen, Thrombophlebitis, Nephrotoxizität (mit Hämaturie, Proteinurie, Azotämie, Hyperkaliurie, Hypokaliämie u. a.), selten Arrhythmien (bis zum Herzstillstand), Blutbildungsstörungen, Hepatotoxizität, periphere und zentrale Neurotoxizität, Rückenschmerzen (bei liposomalem Amphotericin B).

■ **Kontraindikationen**

Drohendes Nierenversagen und Kombination mit anderen nephrotoxischen Medikamenten, schwere Leberfunktionsstörung (bei AmBisome® allerdings keine Dosisanpassung notwendig), in der Schwangerschaft und Stillperiode nur bei vitaler Indikation.

■ **Bemerkungen**

Laufende Kontrolle von Nierenfunktion und Serumelektrolyten, Blutbild und Leberfunktion nötig, Hyponatriämieausgleich vermindert die Nephrotoxizität, Heparin (1000 I. E.) zur Infusionslösung verringert die Thrombophlebitisgefahr, bei Fieberreaktionen Gabe von Kortikosteroiden, bei beginnender Nierenschädigung (Serum-Krea >3 mg/dl) Therapieunterbrechung bis zur Normalisierung des Serum-Kreatinins. Die kontinuierliche Infusion von Amphotericin B verringert die Toxizität und erlaubt eine Dosierung bis zu 2 mg/kg/die.

Liposomales Amphotericin B (AmBisome®) erlaubt eine höhere Dosierung von 3–5 mg/kg/die mit weniger, aber den gleichen Nebenwirkungen. Kein synergistischer Effekt mit Flucytosin.

10.5 **Ampicillin – Ampicillin®**

■ **Spektrum**

Wie Amoxicillin; Mittel der Wahl bei Listerien.

■ **Dosierungen**

– Erwachsene und Kinder >6 Jahre	3–4 × (0,5–)1 g p. o.; 1,5–6(–15) g/die i. v. in 2–4 Dosen
– Kinder >1. Lebensjahr	50–100 mg/kg/die p. o. verteilt auf 2–4 Dosen 100–400 mg/kg/die i. v. verteilt auf 2–4 Dosen

– Neugeborene	25–50 mg/kg/die p. o. verteilt auf 2–4 Dosen (bei Körpergewicht unter 1200 g: 25–50 mg/kg/die verteilt auf 2–4 Dosen), 50 mg/kg/die i. m. verteilt auf 2–4 Dosen, bei Meningitis: 150 mg/kg/die i. v. verteilt auf 3 Dosen
– Neugeborene >1 Lebenswoche	25–50 mg/kg/die p. o. verteilt auf 3–4 Dosen (bei Körpergewicht unter 1200 g: 25–50 mg/kg/die verteilt auf 2 Dosen), 100 mg/kg/die i. m., i. v. verteilt auf 3 Dosen bei Meningitis: 200–400 mg/kg/die i. v. verteilt auf 4 Dosen

Bei Niereninsuffizienz (Erwachsene):

Bei GFR[a] <30 ml/min Reduktion auf 2/3 der Normdosis; bei GFR[a] <20 ml/min auf 1/3 der Normdosis

Bei Niereninsuffizienz (Kinder):

GFR[a]	Dosis (% der Normaldosis)
40	100
20	50 (3 Einzeldosen)
10	25 (3 Einzeldosen)
Anurie	15 (1–2 Einzeldosen) bzw. 30 n. HD

[a]Berechnung der GFR nach Cockroft-Gault s. Umschlaginnenseite

■ **Nebenwirkungen**

Gastrointestinale Symptome, Durchfall, Exanthem (durchschnittlich 8 %, speziell bei Patienten mit infektiöser

Mononukleose und anderen Viruserkrankungen, lymph. Leukämie), Fieber, selten Transaminasenerhöhung, interstitielle Nephritis.

- **Kontraindikationen**

Penicillinallergie, infektiöse Mononukleose und chronische lymphatische Leukämie (in >50 % Exantheme).

10.6 Ampicillin/Sulbactam – Unacid®

- **Spektrum**

Grampositive, gramnegative Bakterien, besonders H. influenzae und Acinetobacter, β-Laktamasebildner, Anaerobier.

- **Dosierungen**

– Erwachsene	3–4 × 0,75–3 g i. v., i. m.
– Kinder ab 2. Lebenswoche	150 mg/kg/die i. v. verteilt auf 3–4 Dosen
– Frühgeborene und Neugeborene in der 1. Lebenswoche	75 mg/kg/die i. v. verteilt auf 2 Dosen

Bei Niereninsuffizienz (Erwachsene):

GFR[a]	Max. Dos. (g)	DI (h)
120	3	6–8
45	3	6–8
18	3	12

8	3	24
2	3	48

Bei Niereninsuffizienz (Kinder):	
GFR[a]	Dosis (% der Normaldosis)
40	75 (3 Einzeldosen)
20	50 (2 Einzeldosen)
10	30 (2 Einzeldosen)
Anurie	10 (1 Einzeldosis)

[a]Berechnung der GFR nach Cockroft-Gault s. Umschlaginnenseite

■ **Nebenwirkungen**

Gastrointestinale Symptome, Durchfall, Exanthem (durchschnittlich 8 %, speziell bei Patienten mit infektiöser Mononukleose und anderen Viruserkrankungen, lymph. Leukämie), Fieber, selten Transaminasenerhöhung, interstitielle Nephritis.

■ **Kontraindikationen**

Penicillinallergie, infektiöse Mononukleose und lymphatische Leukämie (Exanthembildung), Anwendung in der Schwangerschaft und Stillzeit nur unter sorgfältiger Nutzen-Risiko-Abwägung.

■ **Bemerkungen**

Das orale Mittel ist als Sultamicillin (Unacid PD®) im Handel.
— Erwachsene: 2 × 375–750 mg p. o.
— Kinder: 50 mg/kg/die verteilt auf 2 Dosen

10.7 **Anidulafungin – Ecalta®**

- **Spektrum**

Candida-Spezies einschließlich Azol- und Amphotericin-B-resistenter Spezies. Apergillus-Spezies (Off-label).

- **Dosierungen**

– Erwachsene	1 × 200 mg i. v. am 1. Tag, 1 × 100 mg i. v. ab dem 2. Tag
– Kinder	Systemische Exposition nach Erhaltungs-dosis von 1,5 mg/kg/die vergleichbar mit Erwachsenendosis 100 mg/die Bei Niereninsuffizienz oder Leber-insuffizienz (alle Schweregrade): Keine Dosisanpassung erforderlich; Anidu-lafungin kann unabhängig vom Zeitpunkt einer Dialyse verabreicht werden

- **Nebenwirkungen**

Allergische Reaktionen, Leberwerterhöhungen, Diarrhö, Kopf-schmerzen, Übelkeit.

- **Kontraindikationen**

Überempfindlichkeit; in der Schwangerschaft nicht emp-fohlen; in der Stillzeit nur nach Nutzen-Risiko-Abwägung; unzureichende Daten zur Wirksamkeit und Verträglichkeit bei Kindern.

- **Bemerkungen**

Sehr geringes Interaktionspotential.

10.8 **Azithromycin – Zithromax®**

- **Spektrum**

Staphylokokken, Streptokokken, Pneumokokken, Corynebact. diphtheriae, Mykoplasmen, B. pertussis, Legionellen, Chlamydien, H. influenzae, Moraxella catarrhalis, Gonokokken, Borrelia burgdorferi, Campylobacter, relativ häufig resistente Staphylokokken.

- **Dosierungen**

– Erwachsene	1 × 500 mg p. o. 3 Tage lang. Die Gesamt-dosis von 1,5 g (Kinder 30 mg/kg) kann auch über 5 Tage gegeben werden Bei ambulant erworbener Pneumonie und unkomplizierter aszendierender Adnexitis: 1 × 500 mg i. v. über 2 Tage, dann 1 × 500 mg p. o. über 5–8 Tage
– Kinder	1 × 10 mg/kg p. o. 3 Tage lang
Bei Niereninsuffizienz:	
Keine Dosisreduktion erforderlich	

- **Nebenwirkungen**

3–6 % gastrointestinale Nebenwirkungen, Arrhythmien, selten Anstieg von Leberfunktionsparametern, bei hohen Dosen Hörstörungen, Schwindel, Ohrgeräusche.

- **Kontraindikationen**

Stark eingeschränkte Leberfunktion, Überempfindlichkeit gegen Makrolide.

- **Bemerkungen**

Bei urogenitalen Chlamydien- oder Gonokokkeninfektionen einmalig 1 g Azithromycin in einer Einzeldosis.

10.9 Aztreonam – Azactam®

- **Spektrum**

Sehr gute In-vitro-Aktivität gegen gramnegative Keime, einschl. Ps. aeruginosa, unwirksam gegen grampositive Keime und Anaerobier.

- **Dosierungen**

– Erwachsene	2–3 × 0,5–2 g i. v., i. m. nur bis 3 × 1 g
– Kinder > 2. Lebensjahr	150–200 mg/kg/die i. v. in 3–4 Dosen
– Kinder > 1. Lebenswoche	90–120 mg/kg/die i. v. in 3–4 Dosen

Bei Niereninsuffizienz (Erwachsene):

Bei GFR[a] < 30 ml/min Reduktion auf ½ der Normdosis; bei GFR[a] < 10 ml/min auf ¼ der Normdosis

Bei Niereninsuffizienz (Kinder):

GFR[a]	Dosis (% der Normaldosis)
40	75 (3 Einzeldosen)
20	50 (2 Einzeldosen)
10	25 (2 Einzeldosen)
Anurie	15 (1 Einzeldosis)

[a]Berechnung der GFR nach Cockroft-Gault s. Umschlaginnenseite

- **Nebenwirkungen**

Allergische Reaktionen, gastrointestinale Beschwerden, Nierenfunktionsstörungen, Transaminasenanstieg, selten Blutbildveränderungen, peripher- und zentralnervöse Störungen.

- **Kontraindikationen**

Strenge Indikationsstellung während Schwangerschaft und Stillperiode.

- **Bemerkungen**

Bei schweren Lebererkrankungen Dosisreduktion auf 1/4–1/5 der Normaldosis. Selten Kreuzallergie mit Penicillinen oder Cephalosporinen. Synergismus mit Gentamicin gegen P. aeruginosa und K. pneumoniae.

10.10 Caspofungin – Cancidas®

- **Spektrum**

Candida-Spezies einschl. der Azol- und Amphotericin B-resistenten Spezies, Aspergillus Spezies. Wegen der noch ausstehenden Etablierung der In-vitro-Testung und der Festlegung von Grenzwerten ist eine Bewertung der Empfindlichkeit anderer pathogener Pilze aufgrund der bisher publizierten In-vitro-Daten noch nicht möglich.

- **Dosierungen**

– Erwachsene	1 × 70 mg i. v. am 1. Tag <80 kg: 1 × 50 mg ab dem 2. Tag >80 kg: 1 × 70 mg ab dem 2. Tag
– Kinder, Jugendliche	1 × 70 mg/m² Körperoberfläche i. v. am 1. Tag 1 × 50 mg/m² Körperoberfläche i. v. ab dem 2. Tag; bei guter Verträglichkeit bis 1 × 70 mg/m² Körperoberfläche i. v. ab dem 3. Tag
Bei Niereninsuffizienz:	
Keine Dosisanpassung erforderlich	

■ **Nebenwirkungen**

Fieber, Phlebitis, Kopfschmerz, Diarrhö, Übelkeit, Erbrechen, Schüttelfrost, Kreatinanstieg, Transaminasenanstieg, Tachykardie, Anämie.

■ **Kontraindikationen**

Nur nach Nutzen-Risiko-Abwägung in der Schwangerschaft und Stillzeit; zur Unbedenklichkeit und Wirksamkeit bei Kindern liegen keine Erkenntnisse vor.

■ **Bemerkungen**

Erster Vertreter der neuen Antimykotikaklasse der Echinocandine mit breitem Wirkspektrum und guter Verträglichkeit.

Berechnung der Kinderdosierung nach der Mosteller-Formel:

$$\sqrt{\text{Körperöberfläche in cm} \times \text{KG in kg} \times 1/3600}\quad\text{(10.1)}$$

10.11 Cefaclor – Panoral®

■ **Spektrum**

Grampositive (nicht Enterokokken), gramnegative Bakterien (besonders E. coli, Proteus mirabilis, Klebsiella, Haemophilus), nicht bei Pseudomonas, Serratia, indol-pos. Proteus, Enterobacter, Acinetobacter.

■ **Dosierungen**

– Erwachsene	3 × 0,5 g p. o. (Streptokokken, Pneumokokken) 3 × 1 g p. o. (gramneg. Erreger und S. aureus)
– Kinder >1. Lebensjahr	(20–)40 mg/kg/die p. o. verteilt auf 3 Dosen

> **Bei Niereninsuffizienz (Erwachsene und Kinder):**
>
> Cefaclor kann bei eingeschränkter Nierenfunktion ohne
> Dosisanpassung verabreicht werden. Bei Hämodialyse-
> patienten muss die Normaldosis von Cefaclor nicht verändert
> werden

■ **Nebenwirkungen**

Übelkeit, Erbrechen, Durchfall, Allergien. Selten: Leukopenie,
Transaminasenanstieg, interstitielle Nephritis.

■ **Kontraindikationen**

Cephalosporinallergie.

■ **Bemerkungen**

Bei bekannter anaphylaktischer Reaktion auf Penicilline nicht
anwenden.

10.12 Cefadroxil – Grüncef®

■ **Spektrum**

Grampositive (nicht Enterokokken!), gramnegative Bakterien
(besonders E. coli, Proteus mirabilis, Klebsiella), nicht bei Pseudomonas, Serratia, indol-pos. Proteus, Enterobacter, Acinetobacter.

■ **Dosierungen**

– Erwachsene	1–2 × 1 g p. o.
– Kinder >1. Lebensjahr	50(–100) mg/kg/die p. o. verteilt auf 2 Dosen; bei Tonsillitis ½ Dosis 1 × tgl.
– Neugeborene >1 Lebensmonat	50 mg/kg/die p. o. verteilt auf 2 Dosen

Bei Niereninsuffizienz (Erwachsene):

GFR[a]	Max. Dos. (g)	DI (h)
>50	1,0	12
25–50	0,5	12
10–25	0,5	24
0–10	0,5	36

Bei Niereninsuffizienz (Kinder):

GFR[a]	Dosis (% der Normaldosis)
40	50 (2 Einzeldosen)
20	35 (1 Einzeldosis)
10	25 (1 Einzeldosis)
Anurie	15 (1 Einzeldosis)

[a]Berechnung der GFR nach Cockroft-Gault s. Umschlaginnenseite

- ■ **Nebenwirkungen**

Übelkeit, Erbrechen, Durchfall, Allergien. Selten: Eosinophilie, Leukopenie, Transaminasenanstieg, interstitielle Nephritis, Kopfschmerzen.

- ■ **Kontraindikationen**

Cephalosporinallergie.

- ■ **Bemerkungen**

Bei bekannter anaphylaktischer Reaktion auf Penicilline nicht anwenden. Resorption durch gleichzeitige Nahrungsaufnahme nicht beeinflusst.

10.13 **Cefalexin – Cephalexin®**

■ **Spektrum**

Grampositive (nicht Enterokokken!), gramnegative Bakterien (besonders E. coli, Proteus mirabilis, Klebsiella), nicht bei Pseudomonas, Serratia, indol-pos. Proteus, Enterobacter, Acinetobacter.

■ **Dosierungen**

– Erwachsene	2–4 × 0,5–1 g p. o.
– Kinder >1. Lebensjahr	50(–100) mg/kg/die p. o. verteilt auf 2–4 Dosen
– Neugeborene	40–60 mg/kg/die p. o. verteilt auf 3 Dosen

Bei Niereninsuffizienz (Erwachsene):

GFR[a]	Max. Dos. (g)	DI (h)
>30	0,5	4–6
15–30	0,5	8–12
4–15	0,5	24

Bei Niereninsuffizienz (Kinder):

GFR[a]	Dosis (% der Normaldosis)
40	100
20	50 (2 Einzeldosen)
10	25 (1 Einzeldosis)
Anurie	20 (1 Einzeldosis)

[a]Berechnung der GFR nach Cockroft-Gault
s. Umschlaginnenseite

■ **Nebenwirkungen**

Übelkeit, Erbrechen, Durchfall, Allergien. Selten: Eosinophilie, Leukopenie, Transaminasenanstieg, interstitielle Nephritis, Kopfschmerzen.

■ **Kontraindikationen**

Cephalosporinallergie.

■ **Bemerkungen**

Bei bekannter anaphylaktischer Reaktion auf Penicilline nicht anwenden. Wegen schlechter Wirksamkeit gegen H. influenzae und Moraxella catarrhalis unzureichende Wirksamkeit bei Otitis media und Sinusitis. Resorption durch gleichzeitige Nahrungsaufnahme wenig beeinflusst.

10.14 Cefazolin – Cefazolin®

■ **Spektrum**

Grampositive (nicht Enterokokken!), gramnegative Bakterien (besonders E. coli, Proteus mirabilis, Klebsiella), nicht bei Pseudomonas, Serratia, indol-pos. Proteus, Enterobacter, Acinetobacter.

■ **Dosierungen**

– Erwachsene	3 × 0,5 g–2 × 1,0 g i. m., i. v. (grampos. Erreger) 3 × 1,0 g–2 × 2,0 g i. m., i. v. (gramneg. Erreger)
– Kinder >1. Lebensjahr	50(–100) mg/kg/die i. v. verteilt auf 2–3 Dosen
– Kinder <1. Lebensjahr	25–50 mg/kg/die i. v. verteilt auf 3–4 Dosen

Bei Niereninsuffizienz (Erwachsene):

GFR[a]	Max. Dos. (g)	DI (h)
35–54	1	8
10–34	0,5	12
<10	0,5	18–24

Bei Niereninsuffizienz (Kinder):

GFR[a]	Dosis (% der Normaldosis)
40	75 (3 Einzeldosen)
20	50 (3 Einzeldosen)
10	30 (2 Einzeldosen)
Anurie	10 (1 Einzeldosis)

[a]Berechnung der GFR nach Cockroft-Gault s. Umschlaginnenseite

- **Nebenwirkungen**

Übelkeit, Erbrechen, Durchfall, Allergien; selten: Eosinophilie, Leukopenie, Transaminasenanstieg, interstitielle Nephritis, Kopfschmerzen, Thrombophlebitis.

- **Kontraindikationen**

Cephalosporinallergie.

- **Bemerkungen**

Bei bekannter anaphylaktischer Reaktion auf Penicilline nicht anwenden.

10.15 Cefepim – Maxipime®

- **Spektrum**

Sehr gute Wirksamkeit gegen grampositive und gramnegative Keime, v. a. Ps. aeruginosa, indol-pos. Proteus, Serratia, Enterobacter, Citrobacter. Sehr gute Wirksamkeit gegen Staphylokokken, wirksam auch gegen ceftazidimresistente grampositive und gramnegative Keime.

- **Dosierungen**

– Erwachsene und Jugendliche >12 Jahre	2(–3) × 2 g i. v.
– Säuglinge, Kinder >2 Monate	2–3 × 50 mg/kg i. v.
– Säuglinge >1 Monat	2–3 × 30 mg/kg i. v.

Bei Niereninsuffizienz (Erwachsene):

Bei einer Kreatininclearance von 30–10 ml/min 1–2 g i. v. alle 24 h, bei einer Kreatininclearance unter 10 ml/min 0,5–1 g i. v. alle 24 h. Nach Hämodialyse 1 g i. v

Bei Niereninsuffizienz (Kinder):

GFR[a]	Dosis (% der Normaldosis)
40	50 (1–2 Einzeldosen)
20	25 (1 Einzeldosis)
10	15 (1 Einzeldosis)
Anurie	15 (1 Einzeldosis)

[a]Berechnung der GFR nach Cockroft-Gault s. Umschlaginnenseite

■   **Nebenwirkungen**

Durchfall, Thrombophlebitis, allergische Reaktionen, Fieber, Blutbildveränderungen, Transaminasenanstieg, positiver Coombs-Test, Nierenfunktionsstörungen, besonders in Kombination mit Aminoglykosiden und stark wirksamen Diuretika, Kopfschmerzen, Parästhesien.

■   **Kontraindikationen**

Cephalosporinallergie und Überempfindlichkeit gegen Arginin.

■   **Bemerkungen**

Bei bekannter anaphylaktischer Reaktion auf Penicilline nicht anwenden.

10.16 Cefixim – Cephoral®

■   **Spektrum**

Sehr gut wirksam gegen Streptokokken, H. influenzae u. a. gramnegative Keime, nicht S. aureus, Pseudomonas, Enterokokken.

■   **Dosierungen**

– Erwachsene	1 × 400 mg p. o. oder 2 × 200 mg p. o.
– Kinder	2 × 4 mg/kg oder 8 mg/kg/die p. o. in einer Dosis
Bei Niereninsuffizienz (Erwachsene):	
Bei Kreatininclearance > 20 ml/min keine Dosisanpassung erforderlich, bei Kreatininclearance < 20 ml/min Hälfte der Normaldosis	

Bei Niereninsuffizienz (Kinder):	
GFRa	Dosis (% der Normaldosis)
40	100
20	50 (1 Einzeldosis)
10	50 (1 Einzeldosis)
Anurie	50 (1 Einzeldosis)

aBerechnung der GFR nach Cockroft-Gault s. Umschlaginnenseite

■ **Nebenwirkungen**

Übelkeit, Erbrechen, Durchfall, Allergien. Selten: Eosinophilie, Leukopenie, Transaminasenanstieg, Nephrotoxizität, Kopfschmerzen.

■ **Kontraindikationen**

Cephalosporinallergie.

■ **Bemerkungen**

Bei bekannter anaphylaktischer Reaktion auf Penicilline nicht anwenden. Nur 40–50 % Resorption.

10.17 Cefotaxim – Claforan®

■ **Spektrum**

Sehr gut wirksam gegen Streptokokken, H. influenzae u. a. gramnegative Keime; nicht Staphylokokken, Pseudomonas, Enterokokken.

- **Dosierungen**

– Erwachsene	2–3 × 1(–4) g i. v.
– Kinder >1. Lebensjahr	50(–100) mg/kg/die i. v. verteilt auf 2–3 Dosen
– Neugeborene	50–100 mg/kg/die i. v. verteilt auf 2 Dosen (auch bei Körpergewicht unter 1200 g)

Bei Niereninsuffizienz (Erwachsene):

Bei Kreatininclearance 5–10 ml/min Halbierung der Normaldosis; bei Kreatininclearance <5 ml/min max. 1 g in 2 Dosen

Bei Niereninsuffizienz (Kinder):

GFR[a]	Dosis (% der Normaldosis)
40	100
20	60 (2 Einzeldosen)
10	50 (2 Einzeldosen)
Anurie	50 (2 Einzeldosen)

[a]Berechnung der GFR nach Cockroft-Gault s. Umschlaginnenseite

- **Nebenwirkungen**

Gastrointestinale Störungen, Thrombophlebitis, Exanthem, Fieber, Eosinophilie, Transaminasenanstieg, Leuko-, Thrombopenie, Anaphylaxie, positiver Coombs-Test, Nephrotoxizität, besonders in Kombination mit Aminoglykosiden.

- **Kontraindikationen**

Cephalosporinallergie.

■ **Bemerkungen**

Bei bekannter anaphylaktischer Reaktion auf Penicilline nicht anwenden. Metabolit weniger wirksam. Bei schweren Lebererkrankungen sollten andere Antibiotika eingesetzt werden. 1 g Cefotaxim entspricht 2,1 mmol Natrium.

10.18 Cefpodoximproxetil – Orelox®, Podomexef®

■ **Spektrum**

Sehr gute In-vitro-Aktivität gegen grampositive und gramnegative Erreger, auch H. influenzae; nicht Ps. aeruginosa, Enterokokken, Staphylokokken.

■ **Dosierungen**

– Erwachsene	2 × 100–200 mg p. o.
– Kinder	5–12 mg/kg/die p. o. verteilt auf 2 Dosen

Bei Niereninsuffizienz (Erwachsene):

GFR[a]	Max. Dos. (g)	DI (h)
10–40	0,1–0,2	24
<10	0,1–0,2	48

Bei Hämodialyse initial 100–200 mg, dann 100–200 mg nach jeder Dialyse

Bei Niereninsuffizienz (Kinder):

GFR[a]	Dosis (% der Normaldosis)
40	75 (2 Einzeldosen)
20	50 (1 Einzeldosis)

| 10 | 25 (1 Einzeldosis) |
| Anurie | 50 n. HD |

^{a}Berechnung der GFR nach Cockroft-Gault s. Umschlaginnenseite

■ **Nebenwirkungen**

Übelkeit, Erbrechen, Durchfall, Allergien. Selten: Eosinophilie, Leukopenie, Transaminasenanstieg, Kopfschmerzen.

■ **Kontraindikationen**

Cephalosporinallergie.

■ **Bemerkungen**

Bei bekannter anaphylaktischer Reaktion auf Penicilline nicht anwenden. Resorptionsrate 40–50 % (mit Nahrungsaufnahme erhöht). Nicht bei Neugeborenen.

10.19 Ceftarolin – Zinforo®

■ **Spektrum**

Sehr gute In-vitro-Aktivität gegen gramnegative und grampositive Erreger, insbesondere gegen MRSA. Gramnegative Problemkeime wie z. B. ESBL-Bildner oder Nonfermenter werden jedoch nicht erfasst., Zugelassen bei Erwachsenen und Kindern ab einem Alter von 2 Monaten zur Behandlung komplizierter Haut- und Weichgewebeinfektionen und ambulant erworbener Pneumonie. Bei Infektionen mit S. aureus mit MHK 2 oder 4 mg/l kann die Dosis auf 600 mg q8h erhöht werden.

■ **Dosierungen**

– Erwachsene	2–3 × 600 mg i. v.
– Kinder 12–18 Jahre KG <33 kg KG >33 kg	3 × 12 mg/kg KG mit max. 400 mg/die 2 × 600 mg i. v.
– Kinder 2–12 Jahre	3 × 12 mg/kg KG i. v.
– Säuglinge <2 Monate, Kinder <2 Jahre	3 × 8 mg/kg KG i. v.

Bei Niereninsuffizienz (Erwachsene und Kinder <12 Jahre, <18 Jahre mit KG >33 kg):

GFR[a]	Max. Dos. (mg)	DI (h)
30–50	400	12
15–30	300	12
Anurie	200	12

Bei Niereninsuffizienz (Kinder):

GFR[a]	Dosis (% der Normaldosis)
30–50	75 (3 Einzeldosen mit max. 300 mg)
15–30	50 (3 Einzeldosen mit max. 200 mg)

[a]Berechnung der GFR nach Cockroft-Gault s. Umschlaginnenseite

■ **Nebenwirkungen**

Positiver direkter Coombs-Test, Ausschlag, Pruritus, Kopfschmerzen, Schwindel, Phlebitis, Übelkeit, Erbrechen, Durchfall, Transaminasenerhöhung, Anaphylaxie, Überempfindlichkeit (z. B. Urtikaria, Lippen- und Gesichtsschwellung), Kreatininerhöhung.

■ **Kontraindikationen**

Cephalosporinallergie.

10.20 **Ceftazidim – Fortum®**

■ **Spektrum**

Sehr gute Wirksamkeit gegen gramnegative Keime, vor allem Ps. aeruginosa, indol-pos. Proteus und Serratia, in vitro geringere Wirksamkeit gegen Staphylokokken.

■ **Dosierungen**

– Erwachsene	2–3 × 1–2 g i. v.
– Kinder	30–100 mg/kg/die i. v. verteilt auf 2–3 Dosen
– Neugeborene	25–60 mg/kg/die i. v. verteilt auf 2 Dosen (auch bei Körpergewicht unter 1200 g)

Bei Niereninsuffizienz (Erwachsene):

GFR[a]	Max. Dos. (g)	DI (h)
50–31	1	12
30–16	1	24
15–6	0,5	24
≤5	0,5	48

Bei Niereninsuffizienz (Kinder):	
GFR[a]	Dosis (% der Normaldosis)
40	50 (2 Einzeldosen)
20	25 (1 Einzeldosis)
10	15 (1 Einzeldosis)
Anurie	10 (1 Einzeldosis) bzw. 30 n. HD

[a]Berechnung der GFR nach Cockroft-Gault s. Umschlaginnenseite

- **Nebenwirkungen**

Gastrointestinale Störungen, Thrombophlebitis, Exanthem, Fieber, Eosinophilie, Transaminasenanstieg, Leuko-, Thrombopenie, Anaphylaxie, positiver Coombs-Test, Nephrotoxizität besonders in Kombination mit Aminoglykosiden und stark wirkenden Diuretika.

- **Kontraindikationen**

Cephalosporinallergie.

- **Bemerkungen**

Bei bekannter anaphylaktischer Reaktion auf Penicilline nicht anwenden. Metabolisch stabil, sehr β-laktamasestabil.

10.21 Ceftazidim/Avibactam – Zavicefta®

- **Spektrum**

Sehr gute In-vitro-Aktivität gegen gramnegative Erreger inkl. Enterobakterien, Pseudomonas und Burkholderia. Mit Stabilität gegenüber bakteriellen β-Laktamasen der Klasse A (KPC-2,

KPC-3), Klasse C (AmpC) und einigen Enzymen der Klasse D (OXA-48). Breites Indikationsspektrum (intraabdominelle und urogenitale Infektionen, HAP/VAP, sowie Infektionen aufgrund gramnegativer Erreger bei Patienten mit begrenzten Therapieoptionen; Kinderzulassung erwartet).

- ▪ **Dosierungen**

– Erwachsene	3 × 2 g/0,5 g i. v.	
Bei Niereninsuffizienz (Erwachsene):		
GFR[a]	Max. Dos. (g)	DI (h)
50–31	1/0,25	8
30–16	0,75/0,1875	12
15–6	0,75/0,1875	24
≤5	0,75/0,1875	48

[a]Berechnung der GFR nach Cockroft-Gault s. Umschlaginnenseite

- ▪ **Nebenwirkungen**

Allergische Reaktionen (Lippen- und Gesichtsschwellungen, Quincke-Ödem); Hautausschlag, veränderte Laborwerte, positiver Coombs-Test, Kopfschmerzen, Schwindel, Übelkeit, Erbrechen, Bauchschmerzen, Durchfall, Rötung, Schmerzen, Phlebitis, Fieber.

- ▪ **Kontraindikationen**

Cephalosporinallergie.

10.22 **Ceftobiprol – Zevtera®**

■ **Spektrum**

S. aureus einschließlich **MRSA,** Pneumokokken, Enterobakterien (E. coli, K. pneumoniae, Enterobacter usw.).

■ **Dosierungen**

– Erwachsene	3 × 500 mg/die i. v. (2-stündige Infusion)	
Bei Niereninsuffizienz (Erwachsene):		
GFR[a]	Max. Dos. (g)	DI (h)
50–30	500 mg	12
29–15	250 mg	12
Anurie	250 mg	24

[a]Berechnung der GFR nach Cockroft-Gault s. Umschlaginnenseite

■ **Nebenwirkungen**

Übelkeit, Erbrechen, Durchfall, Reaktionen an der Infusionsstelle, Überempfindlichkeit, Geschmacksstörungen, Pilzinfektionen, Hyponatriämie, Anstieg der Leberenzyme.

■ **Kontraindikationen**

Überempfindlichkeit, β-Laktamallergie.

■ **Bemerkungen**

Die Sicherheit und Wirksamkeit von Ceftobiprol sind bei Kindern und Jugendlichen noch nicht erwiesen. Die Anwendung wird derzeit nicht empfohlen. Zugelassen zur Behandlung der ambulant erworbenen und nosokomialen Pneumonie, jedoch nicht bei beatmungsassoziierter Pneumonie.

10.23 Ceftolozan/Tazobactam – Zerbaxa®

■ **Spektrum**

Sehr gute In-vitro-Aktivität gegen gramnegative Erreger, einschließlich Ps. aeruginosa. Keine Wirksamkeit gegen Staphylokokken und Enterokokken.

■ **Dosierungen**

– Erwachsene	3 × 1 g/0,5 g i. v.[a]

Bei Niereninsuffizienz (Erwachsene):		
GFR[a]	Max. Dos. (g)	DI (h)
50–30	0,5/0,25	8
29–15	0,25/0,125	8
Anurie	Einmal: 0,5/0,25	
	Danach: 0,1/0,05	8

[a]Berechnung der GFR nach Cockroft-Gault s. Umschlaginnenseite

■ **Nebenwirkungen (häufigste)**

Übelkeit, Kopfschmerzen, Bauchschmerzen, Obstipation, Diarrhö und Fieber, Thrombozytose, Hypokaliämie, Kopfschmerzen, Schwindel, Hypotonie, Hautausschlag, Phlebitis, Nierenfunktionsstörung, Laborwertveränderungen, positiver Coombs-Test, γ-Glutamyltranspeptidase (GGT) im Serum erhöht, alkalische Phosphatase im Serum erhöht.

■ **Kontraindikationen**

Cephalosporinallergie.

■ **Bemerkungen**

In Kombination mit Metronidazol empfohlen bei komplizierten intraabdominellen Infektionen.

*Doppelte Dosierung 3×2 g/1 g bei nosokomialer Pneumonie in Phase III-Prüfung.

10.24 Ceftriaxon – Rocephin®

■ **Spektrum**

Sehr gute Wirksamkeit gegen gramnegative Keime außer Ps. aeruginosa, in vitro geringere Wirksamkeit gegen Staphylokokken.

■ **Dosierungen**

– Erwachsene und Kinder >12 Jahre	1×1–2 g i. v., i. m. (Meningitis 2×2 g i. v.)
– Kinder >1. Lebensjahr	20–80 mg/kg/die i. v. als Einmaldosis
– Neugeborene	Bis 50 mg/kg/die i. v. als Einmaldosis (auch bei Körpergewicht unter 1200 g)
– Neugeborene ab 1. Lebenswoche	20–80 mg/kg/die i. v. als Einmaldosis

Bei Niereninsuffizienz (Erwachsene):

Bei mäßiger Nierenfunktionseinschränkung ist keine Dosisreduktion notwendig. Erst bei GFR[a] <10 ml/min eine Tagesdosis von 1 bis max. 2 g nicht überschreiten

Bei Niereninsuffizienz (Kinder):

GFR[a]	Dosis (% der Normaldosis)
40	100

20	100
10	80 (1 Einzeldosis)
Anurie	50 (1 Einzeldosis) bzw. 100 n. HD

[a]Berechnung der GFR nach Cockroft-Gault s. Umschlaginnen-seite

- **Nebenwirkungen**

Gastrointestinale Störungen, Thrombophlebitis, Exanthem, Fieber, Eosinophilie, Transaminasenanstieg, Leuko-, Thrombopenie, Anaphylaxie, positiver Coombs-Test, selten Kreatininanstieg, reversible Ausfällungen in Galle und Niere, in seltenen Fällen mit klinischen Symptomen (Schmerzen!).

- **Kontraindikationen**

Cephalosporinallergie, parenterale Kalziumgabe <48 h Abstand.

- **Bemerkungen**

Bei bekannter anaphylaktischer Reaktion auf Penicilline nicht anwenden. Bei gleichzeitigen schweren Nieren- und Leberschäden ist die Blutplasmakonzentration regelmäßig zu kontrollieren bzw. sollten andere Antibiotika eingesetzt werden. Hohe β-Laktamasestabilität.

10.25 Cefuroxim – Cefuroxim®

- **Spektrum**

Wie Cefotiam.

■ Dosierungen

– Erwachsene	2–3 × 0,75–1,5 g i. v. (grampos. Erreger) 2–4 × 1,5 g i. v. (gramneg. Erreger)
– Kinder >1. Lebensjahr	30–100 mg/kg/die i. v. verteilt auf 3–4 Dosen
– Früh- und Neugeborene	30–100 mg/kg/die i. v. verteilt auf 2 Dosen

Bei Niereninsuffizienz (Erwachsene):

GFR[a]	Max. Dos. (g)	DI (h)
120	1,5	8
45	1,5	8
18	0,75	12
8	0,75	12
2	0,75	12
0,5	0,5	24

Bei Niereninsuffizienz (Kinder):

GFR[a]	Dosis (% der Normaldosis)
40	100
20	60 (2 Einzeldosen)
10	50 (2 Einzeldosen)
Anurie	15 (1 Einzeldosis) bzw. 30 n. HD

[a]Berechnung der GFR nach Cockroft-Gault s. Umschlaginnenseite

■ **Nebenwirkungen**

Gastrointestinale Störungen, Thrombophlebitis, Exanthem, Fieber, Eosinophilie, Transaminasenanstieg, Leuko-, Thrombopenie, Anaphylaxie, positiver Coombs-Test, Nephrotoxizität besonders in Kombination mit Aminoglykosiden.

■ **Kontraindikationen**

Cephalosporinallergie.

■ **Bemerkungen**

Bei bekannter anaphylaktischer Reaktion auf Penicilline nicht anwenden. Cave! Gleichzeitige Furosemidgabe erhöht die Nephrotoxizität. Gegen Staphylokokken weniger wirksam als Cefalotin und Cefazolin.

10.26 Cefuroximaxetil – Elobact®, Zinnat®

■ **Spektrum**

Grampositive (nicht Enterokokken!), gramnegative Bakterien (besonders E. coli, Proteus mirabilis, Klebsiella, Borrelia burgdorferi), nicht bei Pseudomonas, Serratia, indol-pos. Proteus, Enterobacter, Acinetobacter, sehr gut wirksam gegen H. influenzae und Moraxellen.

■ **Dosierungen**

– Erwachsene und Kinder >12 Jahre	2 × 125–500 mg p. o.
– Kinder ab 3. Lebensmonat	20–30 mg/kg/die p. o. verteilt auf 2 Dosen

Bei Niereninsuffizienz (Erwachsene):

Kann bei allen Graden der Nierenfunktionseinschränkung ohne Dosisanpassung gegeben werden, sofern die Tagesdosis von 1 g nicht überschritten wird

Bei Niereninsuffizienz (Kinder):

GFR[a]	Dosis (% der Normaldosis)
40	100
20	50 (1 Einzeldosis)
10	33 (1 Einzeldosis)
Anurie	25 (1 Einzeldosis)

[a]Berechnung der GFR nach Cockroft-Gault s. Umschlaginnenseite

- **Nebenwirkungen**

Übelkeit, Erbrechen, Durchfall, Allergien. Selten: Eosinophilie, Leukopenie, Transaminasenanstieg, Kopfschmerzen.

- **Kontraindikationen**

Cephalosporinallergie.

- **Bemerkungen**

Bei bekannter anaphylaktischer Reaktion auf Penicilline nicht anwenden. Resorption nach Mahlzeiten am besten (50–60 %).

10.27 Chloramphenicol – Paraxin®

- **Spektrum**

Grampositive, gramnegative Erreger, Rickettsien, Anaerobier.

■ **Dosierungen**

– Erwachsene und Kinder >12 Jahre	40–80 mg/kg/die i. v. in 3–4 Dosen
– Kinder 7–12 Jahre	50–80 mg/kg/die i. v. in 3–4 Dosen
– Kinder 2–6 Jahre	50–100 mg/kg/die i. v. in 3–4 Dosen
– Säuglinge >4 Wochen	50–100 mg/kg/die i. v. in 4 Dosen
– Früh- und Neugeborene	25–50 mg/kg/die i. v. in 1–2 Dosen
Bei Niereninsuffizienz (Erwachsene und Kinder):	
Keine Dosisanpassung erforderlich	

■ **Nebenwirkungen**

Gastrointestinale Nebenwirkungen, Leukopenie, Thrombopenie, Anämie, aplastische Anämie (1:10–20.000), Grey-Syndrom, Fieber, Exanthem, Transaminasenanstieg, Ikterus.

■ **Kontraindikationen**

Aplastische Bluterkrankungen, schwere Leberinsuffizienz mit Ikterus, Schwangerschaft, Stillperiode, Perinatalperiode.

■ **Bemerkungen**

Nur noch indiziert bei Typhus abdominalis, Paratyphus A und B, lebensbedrohlichen Infektionen (z. B. Salmonellensepis oder -meningitis), H.-influenzae-Meningitis (bei Ampicillinresistenz), Meningitis unklarer Genese, Hirnabszess, Rickettsiosen; einmal wöchentlich Plasmaspiegelbestimmung; Blutbildkontrollen.

10.28 Ciprofloxacin – Ciprobay®

- **Spektrum**

Nahezu alle grampositiven u. gramnegativen Erreger ein-
schließlich H. influenzae, Salmonellen, Shigellen, Yersinia,
Campylobacter, Neisserien, Legionellen, Ps. aeruginosa; nicht
Anaerobier. Nur mäßige Wirksamkeit gegen Enterokokken,
Streptokokken, Pneumokokken, Staphylokokken.

- **Dosierungen**

– Erwachsene	2 × 0,1–0,75 g p. o. 2 × 200 mg bis 3 × 400 mg i. v.
– Kinder >5. Lebensjahr (Bemerkungen)	30 mg/kg/die i. v. verteilt auf 3 Dosen (max. 1,2 g/die) 30–40 mg/kg/die p. o. verteilt auf 2 Dosen (max. 1,5 g/die)

Bei Niereninsuffizienz (Erwachsene):

Bei GFR[a] 60 ml/min max. 1 g/die p. o. bzw. 800 mg/die i. v.; bei
GFR[a] 30 ml/min max. 500 mg/die p. o. bzw. 400 mg/die i. v.

Bei Niereninsuffizienz (Kinder):

GFR[a]	Dosis (% der Normaldosis)
40	100
20	50 (1 Einzeldosis)
10	50 (1 Einzeldosis)
Anurie	33 (1 Einzeldosis)

[a]Berechnung der GFR nach Cockroft-Gault s. Umschlaginnenseite

■ **Nebenwirkungen**

Gastrointestinale Beschwerden, Störungen des ZNS (z. B. Sehstörungen, Schwindel, Krämpfe, Schlaflosigkeit, psychotische
Störungen), Allergien, Gelenkschmerzen, Tendinitis, Veränderungen von Blutbild und Laborwerten, interstitielle Nephritis, QT-Verlängerung.

■ **Kontraindikationen**

Schwangerschaft und Stillperiode, Kinder und Heranwachsende (Ausnahme: Mukoviszidose).

■ **Bemerkungen**

Resistenzzunahme v. a. gegen S. aureus und Ps. aeruginosa.
Einzige Indikation bei Kindern und Jugendlichen: Atemweg-
infektionen bei Mukoviszidose. Bei Leberinsuffizienz keine
Dosisanpassung erforderlich. Bei Patienten mit Epilepsie und
anderen Vorschädigungen des ZNS sorgfältige Nutzen-Risiko-
Abwägung; orale Bioverfügbarkeit 70–80 %.

10.29 Clarithromycin – Klacid®, Mavid®

■ **Spektrum**

Grampositive und gramnegative Erreger, insbesondere Staphylokokken, Streptokokken, Helicobacter pylori, H. influenzae,
Pneumokokken, Corynebact. diphtheriae, Mykoplasmen, B.
pertussis, Legionellen, Chlamydien, Campylobacter, Mycobacte-
rium avium, in vitro bessere Wirksamkeit als Erythromycin.

▪ Dosierungen

– Erwachsene	2 × 250–500 mg p. o., 2 × 500 mg i. v.
– Kinder	15 mg/kg/die p. o. verteilt auf 2 Dosen

Bei Niereninsuffizienz (Erwachsene):

Bei mäßig eingeschränkter Nierenfunktion ist keine Dosis-reduktion erforderlich. Erst bei GFR[a] von <30 ml/min soll die Dosis um die Hälfte reduziert werden. Die Gesamttherapie-dauer sollte 2 Wochen nicht überschreiten. Die Gesamtdosis sollte 250 mg/die (Einzeldosis) nicht überschreiten

Bei Niereninsuffizienz (Kinder):

GFR[a]	Dosis (% der Normaldosis)
40	100
20	50 (2 Einzeldosen)
10	50 (2 Einzeldosen
Anurie	50 (2 Einzeldosen)

[a]Berechnung der GFR nach Cockroft-Gault s. Umschlaginnen-seite

▪ Nebenwirkungen

Gelegentlich gastrointestinale Beschwerden, selten Überempfind-lichkeitsreaktionen, sehr selten Leberfunktionsstörungen und Herzrhythmusstörungen bei verlängertem QT-Intervall.

▪ Kontraindikationen

Stark eingeschränkte Leberfunktion, Überempfindlichkeit gegen Makrolide, gleichzeitige Gabe von Cisaprid, Pimozid, Terfenadin oder Astemizol.

- **Bemerkungen**

Mavid® ist nur bei AIDS-Patienten mit disseminierten oder lokalen Mykobakterieninfektionen indiziert.

10.30 Clindamycin – Sobelin®

- **Spektrum**

Streptokokken, Pneumokokken, Staphylokokken, Bacteroides fragilis (ca. 9 % Resistenz!) u. a. Anaerobier.

- **Dosierungen**

– Erwachsene	3–4 × 150–450 mg p. o. 3–4 × 200–600 mg i. v.
– Kinder >4 Wochen	8–25 mg/kg/die p. o. verteilt auf 3–4 Dosen 15–40 mg/kg/die i. v. verteilt auf 3–4 Dosen

Bei Niereninsuffizienz (Erwachsene und Kinder):

Clindamycin hat bei eingeschränkter Nierenfunktion keine verlängerte Halbwertszeit und kann in Normdosierung unabhängig von der Nierenfunktion gegeben werden. Bei einer GFR[a] <10 ml/min wird auf eine mögliche Kumulation von Clindamycin hingewiesen

[a]Berechnung der GFR nach Cockroft-Gault s. Umschlaginnenseite

- **Nebenwirkungen**

Pseudomembranöse Enterokolitis, Exanthem, Leukopenie, Transaminasenanstieg, bis 20 % Diarrhö, Thrombophlebitis, selten allergische Reaktionen.

- **Kontraindikationen**

Überempfindlichkeit gegen Lincosamide, parenteral bei jungen Säuglingen (viel Benzylalkohol als Konservierungsmittel).

- **Bemerkungen**

Ein Mittel der Wahl bei Anaerobierinfektion. Nicht unverdünnt injizieren.

10.31 Colistin – Colistimethat, Na Infectopharm, Promixin®, ColiFin®, Diarrönt® mono

- **Spektrum**

Gramnegative Keime, insbesondere Ps. aeruginosa (nicht Proteus-Spezies und Serratia).

- **Dosierungen**

– Erwachsene	2 × 1 bis 3 × 2 Mio. I. E. i. v. (3 × 80–160 mg; 4–6 mg/kg/die) 30.000 I. E./kg/die per inhalationem (ColiFin®) 4 × 1 Tbl. zu 2 Mio. I. E. p. o. (zur SDD). (Diarrönt® mono)
– Kinder >1. Lebensjahr	3–4 × 2 Tbl. p. o.

Bei Niereninsuffizienz (Erwachsene, ohne Nierenersatzverfahren): Stets Loading Dose: 9 Mio. I. E. i. v. (Tag 1)

GFR[a] (ml/min)	Max. Dos. (I. E. i. v.)	DI (h)
>60	4,5 Mio	12
30–60	4 Mio	12

| 15–30 | 3 Mio | 12 |
| <15 | 2 Mio | 12 |

Bei Niereninsuffizienz (Kinder):

	GFR[a]	Dosis (% der Normaldosis)
	40	75 (2 Einzeldosen)
	20	50 (2 Einzeldosen)
	10	25 (1 Einzeldosis)
	Anurie	25 (1 Einzeldosis)

Bei Nierenersatzverfahren (Erwachsene): Stets Loading Dose: 9 Mio. I. E. i. v. (Tag 1)

	Max. Dos. (I. E. i. v.)	DI (h)
CVVHD	8 Mio.	12
SLED (Genius)	4 Mio.	12
Intermitt. (HD)	3 Mio.	24

[a]Berechnung der GFR nach Cockroft-Gault s. Umschlaginnen-seite

- **Nebenwirkungen**

Übelkeit, Erbrechen, Exantheme, Urtikaria; neuro- bzw. nephrotoxische Reaktionen bei Patienten mit Niereninsuffizienz möglich.

- **Kontraindikationen**

Überempfindlichkeit gegen Colistin, Früh- und Neugeborene.

■ **Bemerkungen**

Vorsicht bei gleichzeitiger Gabe von Substanzen mit Curare-wirkung. Nachweisliche Wirksamkeit bei gleichzeitiger Ver-abreichung i. v. und inhalativ bei Pneumonie.

10.32 Cotrimoxazol – Eusaprim®

■ **Spektrum**

Pneumokokken, Staphylokokken, Gonokokken, E. coli, Salmo-nellen, Shigellen, Klebsiellen, Proteus, Pneumocystis jiroveci (carinii), nicht: Enterokokken, Streptokokken und Pseudo-monas.

■ **Dosierungen**

– Erwachsene	2 × 160 mg TMP/800 mg SMZ p. o. 2 × 80 mg TMP/400 mg SMZ i. v.
– Kinder 6–12 Jahre	160 mg TMP/800 mg SMZ p. o. verteilt auf 2 Dosen
– Kinder >6 Monate	80 mg TMP/400 mg SMZ p. o. verteilt auf 2 Dosen
– Säuglinge >6 Wochen	40 mg TMP/200 mg SMZ p. o. verteilt auf 2 Dosen
Bei Niereninsuffizienz (Erwachsene):	
GFR[b]	Dosis
>30	Standarddosis
15–30	½ Standarddosis, Kontrollana-lyse[a]
<15	Kontraindiziert

Bei Niereninsuffizienz (Kinder):	
GFR[b]	Dosis (% der Normaldosis)
40	100
20	100 für 3 Tage, dann 20 (1 Einzeldosis)
10	Kontraindiziert
Anurie	Kontraindiziert

[a]Kontrollanalyse: Die totale Plasmakonzentration an SMZ sollte 12 h nach Einnahme am 3. Behandlungstag kontrolliert werden. Die Behandlung ist abzubrechen, wenn die Plasmakonzentration des totalen Sulfamethoxazols auf über 150 µg/ml ansteigt

[b]Berechnung der GFR nach Cockroft-Gault s. Umschlaginnenseite

■ **Nebenwirkungen**

Steven-Johnson-Syndrom, selten Allergie, gastrointestinale Symptome, Thrombopenie, Leukopenie, Agranulozytose; ernste Nebenwirkungen häufiger bei Patienten >60 Jahre.

■ **Kontraindikationen**

Sulfonamidüberempfindlichkeit, 1. Lebensmonat, akute Hepatitis, einige Hämoglobinopathien, megaloblastäre Anämie durch Folsäuremangel, Blutdyskrasien, hochgradige Niereninsuffizienz, schwere Leberschäden.

■ **Bemerkungen**

Gehört zu den Mitteln der ersten Wahl bei Harnwegsinfektionen, Shigellose, Nokardiose, Typhus-, Paratyphus-Dauerausscheidern, Typhus abdominalis, Paratyphus A + B. Bei i. v.-Gabe Anweisungen der Hersteller beachten. Neue TMP/Sulfonamid-Kombinationen bringen keine nennenswerten

Vorteile. Pneumocystis-jiroveci-(carinii-)Pneumonie: 4- bis
5-fache Normdosis (20 mg/kg TMP/100 mg/kg SMZ); die ersten
48 h i. v.

10.33 Dalbavancin – Xydalba®

■ **Spektrum**

Sehr gute In-vitro-Aktivität gegen Streptokokken, Staphylokokken, vor allem Methicillin-resistente Staphylokokken, Clostridium difficile.

■ **Dosierungen**

– Erwachsene	1000 mg
1. Dosis	500 mg
2. Dosis (nach 7 Tagen)	1500 mg
Oder einmal	

Bei Niereninsuffizienz (Erwachsene):		
GFR[a]	Dos. (g)	
<30	0,75	1. Dosis
	0,375	2. Dosis (nach 7 Tagen)
	1	Oder Einmaldosis

[a]Berechnung der GFR nach Cockroft-Gault s. Umschlaginnenseite

■ **Nebenwirkungen**

Übelkeit, Diarrhö, Kopfschmerzen, Pilzinfektion, infusions-
bedingte Reaktionen, Phlebitis, Laborwertveränderungen, selten anaphylaktoide Reaktionen.

■ **Kontraindikationen**

Überempfindlichkeit gegenüber Glykopeptidantibiotika.

■ **Bemerkungen**

Es liegen keine Daten für die Anwendung von Dalbavancin bei Schwangeren und in der Stillzeit vor.

10.34 Daptomycin – Cubicin®

■ **Spektrum**

Grampositive Erreger inkl. multiresistente; besonders Staphylokokken (inkl. MRSA, MRSE), Streptokokken und Enterokokken (inkl. VRE).

■ **Dosierungen**

– Erwachsene	Komplizierte Haut- und Weichteilinfektionen: 1 × 4 mg/kg i. v. Kurzinfusion über 30 min oder 2-min-Bolusinjektion Bakteriämie, infektiöse Endokarditis: 1 × 6 mg/kg i. v. Kurzinfusion über 30 min	
Kinder:	Indikationen	
Alter	Komplizierte Haut- und Weichteilinfektion ohne Bakteriämie	Komplizierte Haut – und Weichteilinfektion mit Bakteriämie
12–17 Jahre	1 × 5 mg/kg i. v. als Kurzinfusion über 30 min, bis zu 14 Tage	1 × 7 mg/kg i. v. als Kurzinfusion über 30 min, für 14 Tage ggfs. länger entsprechend Risiko
7–11 Jahre	1 × 7 mg/kg i. v. als Kurzinfusion über 30 min, bis zu 14 Tage	1 × 9 mg/kg i. v. als Kurzinfusion über 30 min, für 14 Tage ggfs. länger entsprechend Risiko

2–6 Jahre	1 × 9 mg/kg i. v. als Kurzinfusion über 60 min, bis zu 14 Tage	1 × 12 mg/kg i. v. als Kurzinfusion über 60 min, für 14 Tage ggfs. länger entsprechend Risiko
1 – <2 Jahre	1 × 10 mg/kg i. v. als Kurzinfusion über 60 min, bis zu 14 Tage	1 × 12 mg/kg i. v. als Kurzinfusion über 60 min, für 14 Tage ggfs. länger entsprechend Risiko

Bei Niereninsuffizienz:

Bei einer GFR[a] ≥30 ml/min ist keine Dosisanpassung erforderlich; bei einer GFR[a] <30 ml/min: 4 mg/kg als Einzeldosis alle 48 h. Bei Hämodialyse erfolgt die Dosierung im Anschluss an die Dialyse am HD-Tag.

[a]Berechnung der GFR nach Cockroft-Gault s. Umschlaginnenseite

- **Nebenwirkungen**

Gastrointestinale Nebenwirkungen (Übelkeit, Obstipation, Diarrhö), Reaktionen an der Einstichstelle, Kopfschmerzen, Schlafstörungen, Hautausschlag, reversible Leberwert- und CK-Erhöhungen, Myalgie.

- **Kontraindikationen**

Überempfindlichkeit gegen Daptomycin.

- **Bemerkungen**

Erster Vertreter einer völlig neuartigen Antibiotikaklasse (zyklische Lipopeptide), neuartiger Wirkmechanismus. Bakterizide Wirkung. Keine Kreuzresistenz zu anderen Antibiotika. Mindestens wöchentliche CK-Kontrolle.

10.35 **Doxycyclin – Doxyhexal®**

■ **Spektrum**

Grampositive, gramnegative Erreger, Mykoplasmen, Chlamydien, Borrelien, Coxiella burnetii, ca. 50 % Bacteroides, nicht: Proteus-Spezies, Ps. aeruginosa, relativ häufig Resistenzen bei Pneumokokken, Streptokokken, Staphylokokken und gramnegativen Keimen.

■ **Dosierungen**

– Erwachsene	2 × 100 mg oder 1 × 200 mg p. o., i. v. (nur bei leichten Infektionen ab 2. Tag: 1 × 100 mg)
– Kinder >8. Lebensjahr	4 mg/kg/die p. o., i. v. verteilt auf 2 Dosen am 1. Tag ab 2. Tag 2 mg/kg/die
Bei Niereninsuffizienz (Erwachsene und Kinder):	
Doxycyclin kann in den seltenen Fällen, in denen ein Tetracyclin indiziert ist, verwendet werden. Bei der üblichen Dosierung von 200 mg am 1. Tag und 100 mg/die kommt es auch bei Niereninsuffizienz zu keiner Kumulation an aktiver Substanz	

■ **Nebenwirkungen**

Gastrointestinale Nebenwirkungen, Exantheme, selten Anaphylaxie, Hepatotoxizität, Pseudotumor cerebri, Nephrotoxizität, weniger Zahnverfärbung und Photosensibilität als bei Tetracyclin.

■ **Kontraindikationen**

Schwangerschaft, bei Kindern.

■ **Bemerkungen**

Wenn irgend möglich, ist die Behandlung bei i. v.-Applikation auf etwa 2 Wochen zu beschränken.

10.36 Ertapenem – Invanz®

■ **Spektrum**

Fast alle grampositiven und gramnegativen Keime und Anaerobier; nicht oder schwach wirksam gegen Acinetobacter, Stenotrophomonas maltophilia, Ps. aeruginosa, MRSA, MRSE und Enterokokken.

■ **Dosierungen**

– Erwachsene und Jugendliche	1 × 1 g i. v. (Inf. über 30 min)
– Kinder (3 Monate–12 Jahre)	2 × 15 mg/kg i. v.
Bei Niereninsuffizienz:	
Kontraindikation bei GFR[a] <30 ml/min (keine ausreichenden Daten)	
[a]Berechnung der GFR nach Cockroft-Gault s. Umschlaginnenseite	

■ **Nebenwirkungen**

Gastrointestinale Störungen, zentralnervöse Störungen (bes. Kopfschmerz und Schwindel), Dyspnoe, Exanthem, Pruritus, Transaminasenanstieg, Thrombozytose; Thrombophlebitis.

■ **Kontraindikationen**

Überempfindlichkeit gegen Carbapeneme und andere β-Laktamantibiotika.

■   **Bemerkungen**

Bessere In-vitro-Aktivität gegen Enterobakterien als Imipenem
und Meropenem, aber praktisch keine Wirksamkeit gegen Ps.
aeruginosa.

10.37   Erythromycin – Erythrocin®, Paediathrocin®

■   **Spektrum**

Grampositive Erreger, insbesondere Staphylokokken, Streptokokken, Pneumokokken, Corynebacterium diphtheriae, Mykoplasmen, B. pertussis, Legionellen, Chlamydien, Campylobacter,
relativ häufig resistente Staphylokokken und H. influenzae.

■   **Dosierungen**

– Erwachsene	3–4 × 250–500 mg p. o., i. v. (max. 4 g/die)
– Kinder > 1. Lebensjahr	20–50 mg/kg/die p. o. bzw. 15–20 mg/kg/die i. v. verteilt auf 2–4 Dosen

Bei Niereninsuffizienz (Erwachsene):
Bei mäßig eingeschränkter Nierenfunktion ist keine Dosisreduktion nötig. Bei Anurie sollten die Dosierungsintervalle auf das 2- bis 3fache vergrößert werden. Die Gesamttherapiedauer sollte 2–3 Wochen nicht überschreiten

Bei Niereninsuffizienz (Kinder):

GFR[a]	Dosis (% der Normaldosis)
40	100
20	100

| 10 | 60 (3 Einzeldosen) |
| Anurie | 60 (3 Einzeldosen) |

^aBerechnung der GFR nach Cockroft-Gault s. Umschlaginnen-seite

■ **Nebenwirkungen**

Gastrointestinale Nebenwirkungen, sehr selten Allergien, Leberschäden, Hörschäden, ventrikuläre Arrhythmien bei verlängertem QT-Intervall, Dosis vor allem von Erythromycin-Estolat in der Schwangerschaft und bei Lebererkrankungen reduzieren.

■ **Kontraindikationen**

Überempfindlichkeit gegen Makrolide, Therapie mit Terfenadin, Cisaprid, Pimozid oder Carbamazepin.

10.38 Ethambutol – EMB-Fatol®, Myambutol®

■ **Spektrum**

M. tuberculosis, M. kansasii, M. avium-intracellulare.

■ **Dosierungen**

– Erwachsene und Kinder > 10 Jahre	20–25 mg/kg/die p. o. in einer Dosis
– Kinder > 5 Jahre	25 mg/kg/die p. o. in einer Dosis
– Kinder 0–5 Jahre	30 mg/kg/die p. o. in einer Dosis

Bei Niereninsuffizienz (Erwachsene):

GFR[b] 30–80 ml/min: 25 mg/kg tgl.;

GFR[b] <30–10 ml/min: 25 mg/kg 3 ×/Woche;

GFR[b] <10 ml/min: 25 mg/kg 2 ×/Woche

Bei Niereninsuffizienz (Kinder):

GFR[b]	Dosis (% der Normaldosis)
40	60 (1 Einzeldosis)
20	30 (1 Einzeldosis)
10	Spiegelbestimmung[a]
Anurie	Spiegelbestimmung[a]

[a]Spitzenspiegel 2–5 µg/ml
[b]Berechnung der GFR nach Cockroft-Gault s. Umschlaginnenseite

■ **Nebenwirkungen**

Optikusneuritis, zentrale Skotome, periphere Neuropathie,
Kopfschmerzen, anaphylaktoide Reaktionen.

■ **Kontraindikationen**

Vorschädigung des N. opticus, Kleinkinder.

■ **Bemerkungen**

1 × monatlich augenärztliche Untersuchung, vor allem Rot-
grün-Unterscheidung und Gesichtsfeldeinengung; bei Kindern
unter 10 Jahren wird empfohlen, Ethambutol nicht einzusetzen,
da hier die Visuskontrolle nicht zuverlässig durchzuführen ist;
intermittierende Gabe von 45–50 mg/kg 2 × wöchentlich ist
ebenfalls möglich; bei Kombination mit Rifampicin kann nach
initialer 2-monatiger Voll-Dosis für die Langzeitapplikation
eine Dosis von 15 mg/kg/die erwogen werden.

10.39 **Fidaxomicin – Dificlir®**

- **Spektrum**

Clostridium difficile.

- **Dosierungen**

– Erwachsene	2 × 200 mg p. o.
Bei Niereninsuffizienz (Erwachsene und Kinder):	
Keine Dosisreduktion erforderlich	

- **Nebenwirkungen**

Erbrechen, Übelkeit und Obstipation. Gelegentliche Appetit-
abnahme, Schwindelgefühl, Kopfschmerz, Geschmacksstörung,
Völlegefühl, Flatulenz, Mundtrockenheit, Hautausschlag, Juckreiz.

- **Kontraindikationen**

Überempfindlichkeit gegenüber Fidaxomicin.

10.40 **Flucloxacillin – Staphylex®**

- **Spektrum**

Staphylokokken, Streptokokken, Corynebacterium diphtheriae, N. meningitidis, Bacillus-Spezies.

- **Dosierungen**

– Erwachsene	3–4 × 0,5–1 g p. o., i. m., i. v. (–12 g/die), bei p. o.-Gabe ca. 1 h vor dem Essen
– Kinder 10–14 Jahre	1,5–2 g/die p. o., i. v., i. m. in 3–4 Dosen

| – Kinder 6–10 Jahre | 0,75–1,5 g/die p. o., i. v., i. m. in 3–4 Dosen |
| – Früh-, Neugeborene, Kleinkinder | 40–50 (–100) mg/kg/die p. o., i. v., i. m. in 3 Dosen |

Bei Niereninsuffizienz (Erwachsene):

GFR[b]	Max. Dos. (g)	DI (h)
120	2,0	6
45	2,0	6
18	1,5	6
8	1,5	8
2	1,0	8
0,5	2,0	24[a]

Bei Niereninsuffizienz (Kinder):

GFR[b]	Dosis (% der Normaldosis)
40	100
20	75 (3 Einzeldosen)
10	50 (3 Einzeldosen)
Anurie	25 (1 Einzeldosis)

[a]2–3 Hämodialysen/Woche werden in diesen Fällen als erforderlich vorausgesetzt. 1 Normaldosis initial
[b]Berechnung der GFR nach Cockroft-Gault s. Umschlaginnenseite

- **Nebenwirkungen**

Durchfall, Fieber, Exanthem, Hb-Abfall, Leukopenie, Transaminasenanstieg. Selten interstitielle Nephritis (Hämaturie), Eosinophilie, cholestatische Hepatitis (Risiko 1:15.000).

■ **Kontraindikationen**

Penicillinallergie.

10.41 **Fluconazol – Diflucan®, Fungata®**

■ **Spektrum**

Cryptococcus neoformans, Candida-Spezies (nicht bei C. krusei), Microsporum canis; keine Wirkung gegen Aspergillus-Spezies.

■ **Dosierungen**

– Erwachsene	Initialdosis von 1 × 400(–800, bei schweren Infektionen, Neutropenie –1600) mg p. o., i. v., dann 1 × 200–400 mg/d p. o., i. v. (bei C. glabrata 1 × 800 mg/die [Resistenztestung!]) oder als Kurzinfusion bei System-Mykosen. Bei schweren parenchymatösen Infektionen (z. B. Pneumonie): 800 mg/die i. v. die ersten 3 Tage Schleimhautbehandlung (Soor): – Prophylaxe: 100–200 mg/d oder 200 mg 3x/Woche i. v. (z. B. bei Hochrisikopatienten bei Neutropenie, Organtransplantation etc.) – Therapie: 400 mg/d. Vaginaler Soor: einmalige Gabe von 150 mg p. o.
– Kinder	3–6 mg/kg/die p. o. oder als Kurzinfusion; bei lebensbedrohlicher Infektion bis 12 mg/kg/die i. v. Dosierungsintervalle (nach Alter): <2 Wochen 72 h; 2–4 Wochen 48 h; >4 Wochen tgl. Gabe

Bei Niereninsuffizienz (Erwachsene):

GFR[a]	Max. Dos. (g)	DI (h)
>50	200–400 (100 % d. Dosis)	24
11–50	100–200 (50 % d. Dosis)	24
Dialyse	200–400 (100 % d. Dosis)	Nach jeder Dialyse

Bei Niereninsuffizienz (Kinder[b]):

GFR[b]	Dosis (% der Normaldosis)
40	50 (1 Einzeldosis)
20	80 alle 48 h
10	100 alle 72 h
Anurie	100 n. HD

[a]Bei Kindern und Jugendlichen mit eingeschränkter Nierenfunktion wurde die Pharmakokinetik von Fluconazol nicht untersucht (=> Off label!)
[b]Berechnung der GFR nach Cockroft-Gault s. Umschlaginnenseite

■ **Nebenwirkungen**

Gastrointestinale Symptome, Exantheme, ZNS-Symptome (Schwindel, Krämpfe u. a.), selten Leberfunktionsstörungen, selten Leukozytopenie und Thrombozytopenie.

■ **Kontraindikationen**

Erhöhte Vorsicht in der Schwangerschaft (nur bei eindeutiger Notwendigkeit in Standarddosen als Kurzzeittherapie) bei wiederholter Gabe wird vom Stillen abgeraten, schwere Leber-funktionsstörung, Therapie mit Terfenadin und Cisaprid.

■ **Bemerkungen**

Bei Kindern unter 16 Jahren soll Fluconazol nur angewendet werden, wenn der behandelnde Arzt dies für erforderlich hält. Selektion resistenter Candida-Spezies vorzugsweise bei AIDS-Patienten unter kontinuierlicher Langzeitanwendung. Gute Resorption bei oraler Gabe (Magensaft-pH-un-abhängig). Sehr gute Liquorgängigkeit, daher gut geeignet zur Suppressionstherapie der Kryptokokkose bei AIDS-Patien-ten (für die Primärtherapie der Kryptokokken-Meningitis ist Amphotericin B in Kombination mit Flucytosin besser, aber mit multiplen Medikamenteninteraktionen assoziiert).

10.42 **Flucytosin – Ancotil®**

■ **Spektrum**

Gute bis sehr gute Wirksamkeit bei den meisten Candidaar-ten, Cryptococcus neoformans, gut wirksam bei einem Teil der Aspergillusarten (besonders Aspergillus fumigatus) und auf Erreger der Chromoblastomykose, nicht wirksam u. a. bei Histoplasma und Blastomyces; fast ausschließlich als Kombinationspartner bei Systemcandidosen, Kryptokok-ken-Meningitis, Chromoblastomykosen.

■ **Dosierungen**

– Erwachsene und Kinder	100–200 (max. 300) mg/kg/die i. v. in 4 Dosen als Infusion in 1 %-Konzentration, 50 mg/l als Peritonealspülung
– Früh- und Neugeborene	50–100 mg/kg/die i. v. verteilt auf 2 Dosen

Bei Niereninsuffizienz (Erwachsene):

GFR[a]	Max. Dos. (mg/kg)	DI (h)
>40	(25–)50	6
20–40	(25–)50	12
10–20	(25–)50	24
<10	50	>24

Bei Anurie Initialdosis von 50 mg/kg erst nach nächster Dialyse wiederholen. Die durchschnittliche Serumkonzentration soll 25–40 µg/ml betragen

Bei Niereninsuffizienz (Kinder):

GFR[a]	Dosis (% der Normaldosis)
40	50 (2 Einzeldosen)
20	25 (1 Einzeldosis)
10	20 (1 Einzeldosis)
Anurie	100 nach HD

[a]Berechnung der GFR nach Cockroft-Gault s. Umschlaginnenseite

- **Nebenwirkungen**

Reversible Blutbildungsstörungen (Leukopenie, Thrombopenie, Anämie), irreversible Knochenmarksschädigung (in Verbindung mit Immunsuppressiva), vorübergehender Transaminasenanstieg, selten gastrointestinale Symptome, ZNS-Symptome (z. B. Schwindel, Halluzinationen u. a.), Photosensibilisierung.

- **Kontraindikationen**

Schwangerschaft, Neugeborene.

■ Bemerkungen

Primäre Resistenzen sind mit weniger als 5 % bei Candida-Spezies sehr selten anzutreffen mit Ausnahme von Candida krusei. Die Kombination Flucytosin/Amphotericin B (Dosierung ▶ Kap. 10.4) wirkt synergistisch und reduziert Resistenzentwicklungen. Flucytosin nicht prophylaktisch anwenden (Resistenzentwicklung!). Vorsicht bei Niereninsuffizienz, Leberschäden sowie bei schon bestehender Knochenmarkdepression.

10.43 Fosfomycin – Infectofos®

■ Spektrum

Staphylokokken, Streptokokken, Gonokokken, E. faecalis, H. influenzae, E. coli, Proteus mirabilis, Salmonellen, Shigellen, z. T. Ps. aeruginosa und Serratia marcescens.

■ Dosierungen

– Erwachsene und Jugendliche	6–16 g i. v. verteilt auf 2–3 Dosen. Bei schweren Infektionen 4 × 5 g/die i. v.
– Kinder 1–12 Jahre	100–200 (max. 300) mg/kg/die i. v. in 3 Dosen
– Säuglinge	200–250 mg/kg/die i. v. in 3 Dosen
– Früh- und Neugeborene	100 mg/kg/die i. v. in 2 Dosen

Bei Niereninsuffizienz:
Erwachsene, beabsichtigte Normdosis 3 × 5 g oder 2 × 8 g

GFR[a]	Max. Dos. (g)	DI (h)
45	3	6
18	3	8
8	3	12
2	1,5	12
0,5	1,5	24

Erwachsene, beabsichtigte Normdosis 3 × 3 g

GFR[a]	Max. Dos. (g)	DI (h)
45	3	12
18	1,5	8
8	1,5	12
2	1,5	24
0,5	1,0	24

Erwachsene, beabsichtigte Normdosis 3 × 2 g

GFR[a]	Max. Dos. (g)	DI (h)
45	2	12
18	1	8
8	1	12
2	1	24
0,5	1	36

Bei Niereninsuffizienz (Kinder):	
GFR[a]	Dosis (% der Normaldosis)
40	50 (3 Einzeldosen)
20	30 (2 Einzeldosen)
10	20 (2 Einzeldosen)
Anurie	10 (1 Einzeldosis)

[a]Berechnung der GFR nach Cockroft-Gault s. Umschlaginnenseite

■ **Nebenwirkungen**

Gastrointestinale Beschwerden, passagere Erhöhung der Leberenzyme, Exanthem, Phlebitis, Dyspnoe, Kopfschmerz und Geschmacksirritationen.

■ **Kontraindikationen**

Überempfindlichkeit gegen Fosfomycin oder Bernsteinsäure.

■ **Bemerkungen**

Wirkmechanismus mit keinem anderen Antibiotikum verwandt. Wegen einer möglichen Resistenzentwicklung unter Therapie sollte Fosfomycin nur in Kombination eingesetzt werden. Serumelektrolyte kontrollieren, da relativ hohe Natriumbelastung (1 g Fosfomycin entspricht 14,5 mmol Natrium). Die orale Darreichungsform des Fosfomycins (Fosfomycin-Trometamol; Monuril®) ist ausschließlich für die Therapie der unkomplizierten Zystitis zugelassen, zur Behandlung systemischer Infektionen werden keine ausreichenden Gewebespiegel erreicht.

10.44 **Gentamicin – Refobacin®**

■ **Spektrum**

Grampositive Keime (Staphylokokken, nicht: Pneumokokken, Streptokokken, Enterokokken), gramnegative Keime.

■ **Dosierungen**

– Erwachsene	3–6 mg/kg/die i. m., i. v. verteilt auf 1–3 Dosen (30–60 min Kurzinfusion)
– Kinder >1. Lebensmonat	4,5–7,5 mg/kg/die i. m., i. v. verteilt auf 3 Dosen
– Neugeborene	4–7 mg/kg/die i. m., i. v. verteilt auf 1(–2) Dosen (auch bei Körpergewicht unter 1200 g)

Bei Niereninsuffizienz (Erwachsene):

GFR[c]	Max. Dos. (g)	DI (h)
120	0,12	8
45	0,12	12
18	0,04	12
8	0,04	24
2	0,02	24[a]
0,5	0,02	24[a,b]

Bei Niereninsuffizienz (Kinder):

GFR[c]	Dosis (% der Normaldosis)
40	60 (2 Einzeldosen)
20	20 (2 Einzeldosen); LD 2–3 mg/kg

10	10 (1 Einzeldosis); LD 2 mg/kg
Anurie	5 (1 Einzeldosis) bzw. 15 n. HD; LD 1–2 mg/kg

[a]in lebensbedrohlichen Fällen Initialdosis von 100 mg
[b]2–3 Hämodialysen/Woche werden in diesen Fällen für erforderlich gehalten. 1 Normaldosis initial
[c]Berechnung der GFR nach Cockroft-Gault s. Umschlaginnenseite

- **Nebenwirkungen**

Ototoxizität und Nephrotoxizität, besonders, wenn Spitzenspiegel >10 µg/ml bzw. Talspiegel >2 µg/ml, bei vorangegangener Aminoglykosidtherapie und gleichzeitiger Gabe von Furosemid oder Etacrynsäure. Neuromuskuläre Blockade, Exanthem.

- **Kontraindikationen**

Parenterale Gabe im 1. Trimenon der Schwangerschaft, ab 4. Schwangerschaftsmonat nur bei vitaler Indikation.

- **Bemerkungen**

Aminoglykosidlösungen nicht mit Penicillinen oder Cephalosporinen mischen (Inaktivierung der Aminoglykoside).

10.45 Imipenem/Cilastatin – Zienam®

- **Spektrum**

Sehr gute In-vitro-Aktivität gegen grampositive (nicht oxacillinresistente S. aureus und E. faecium) und gramnegative Keime (mäßig gegen Pseudomonas-Spezies), einschließlich Anaerobier, nicht Stenotrophomonas maltophilia.

■ **Dosierungen**

– Erwachsene	3–4 × 0,5–1,0 g i. v.
– Kinder >3. Lebensmonat	60 mg/kg/die i. v. verteilt auf 3(–4) Dosen (max. 2 g/die)
– Säuglinge	50 mg/kg/die i. v. in 2–3 Dosen

Bei Niereninsuffizienz (Erwachsene):

GFR[a]	Einzeldosis (g)	DI (h)
>70	0,5–1	6–8
41–70	0,25–0,75	6–8
21–40	0,25–0,5	6–8
6–20	0,25–0,5	12
<6	Wie 6–20, falls Hämodialyse innerhalb 48 h möglich	

Bei Niereninsuffizienz (Kinder):

GFR[a]	Dosis (% der Normaldosis)
40	75 (3 Einzeldosen)
20	50 (2 Einzeldosen)
10	25 (2 Einzeldosen)
Anurie	15 (1 Einzeldosis)

[a]Berechnung der GFR nach Cockroft-Gault s. Umschlaginnenseite

■ **Nebenwirkungen**

Blutbildveränderungen, Exantheme, Thrombozytose, Eosinophilie, Leukopenie, Anstieg der Transaminasen und alkalische

Phosphatase, gastrointestinale Beschwerden, Schwindel, Krämpfe (!), Verlängerung der Prothrombinzeit, positiver Coombs-Test.

- **Kontraindikationen**

Imipenem-/Cilastatinallergie; Vorsicht bei Allergie gegen andere β-Laktamantibiotika.

- **Bemerkungen**

Bei schweren Infektionen Kombination mit einem Aminoglykosid. In-vitro-Antagonismus bei Kombination mit Cephalosporinen oder Breitspektrum-Penicillinen. Für Säuglinge < 3 Monate nicht zugelassen, bei fehlendem Ansprechen auf andere Antibiotika Versuch mit 40 mg/kg/die i. v. verteilt auf 2 Dosen.

10.46 Isavuconazol – Cresemba®

- **Spektrum**

Invasive Aspergillose,. Mukormykose bei Patienten, bei denen eine Behandlung mit Amphotericin B nicht angemessen ist (Mucorales).

- **Dosierungen**

– Erwachsene	Aufsättigungsdosis: 3 × 200 mg/d für 48 h Erhaltungsdosis: 1 × 200 mg/d (12–24 h nach letzter Aufsättigungsdosis)

- **Nebenwirkungen**

Übelkeit, Erbrechen, Diarrhö, Fieber und Hypokaliämie.

■ **Kontraindikationen**

Überempfindlichkeit gegen Isavuconazol. Gleichzeitige Anwendung mit Ketoconazol, hochdosiertem Ritonavir (> 200 mg alle 12 h) oder Delaviridin (Dosisanpassung!).

10.47 Isoniazid (INH) – Isozid®

■ **Spektrum**

M. tuberculosis, M. kansasii.

■ **Dosierungen**

– Erwachsene	5 mg/kg/die, max. 300 mg/die in einer Dosis p. o. bzw. i. v.
– Kinder	
0– 5 Jahre 6– 9 Jahre 10–14 Jahre 15–18 Jahre	10–9 mg/kg 8–7 mg/kg 7–6 mg/kg 6–5 mg/kg max. 300 mg/die
Bei Niereninsuffizienz (Erwachsene und Kinder):	
INH wird unabhängig von der Nierenfunktion aus dem Serum eliminiert, d. h. die biologische Halbwertszeit ist auch bei anurischen Patienten nicht verlängert. Auch bei Einschränkung der Nierenfunktion wird eine Tagesdosis von 5 mg/kg KG verabreicht	

■ **Nebenwirkungen**

Periphere Neuropathie, selten Krämpfe, Neuritis nervi optici, Enzephalopathie, Psychosen, häufig Hepatitis (mit zunehmendem Lebensalter häufiger, durchschnittl. ca. 1–2 %), Fieber, allergische Hauterscheinungen, Leukopenie.

- **Kontraindikationen**

Akute Hepatitis, Psychosen, Epilepsie, Alkoholabhängigkeit, Gerinnungsstörungen, periphere Neuritis.

- **Bemerkungen**

Überwachung der Leberfunktion (Transaminasen), Anstieg bei 20–30 % der Patienten. Absetzen von INH, wenn Transaminasen >100–150 U/l.

10.48 Itraconazol – Sempera®

- **Spektrum**

Breites Wirkspektrum gegen viele Pilzarten, sehr gut wirksam gegen Aspergillusarten.

- **Dosierungen**

– Erwachsene	1–2 × 200 mg p. o. mit einer Mahlzeit, schwere Infektion: Loading Dose von 3 × 200 mg p. o. für 4 Tage, dann 2 × 200 mg p. o. 2 × 200 mg i. v. für 2 Tage, dann 1 × 200 mg i. v.
Bei Niereninsuffizienz:	
Eine Dosisreduzierung ist bei verschiedenen Graden der Niereninsuffizienz nicht erforderlich. Auch bei Dialysepatienten braucht keine Dosisänderung zu erfolgen	

- **Nebenwirkungen**

Übelkeit, Erbrechen, Schmerzen, Schwindel, Exanthem, Allergien, Transaminasenanstieg, Hypokaliämie. Bei hoher Dosierung (600 mg/die) Hypertension, schwere Hypokaliämie, Nebennierenrindeninsuffizienz.

■ **Kontraindikationen**
Schwangerschaft und Stillperiode, Kinder und Jugendliche.

■ **Bemerkungen**
Gut verträgliches Azolderivat mit breitem antimykotischem Wirkspektrum. Schlechte Penetration in den Liquor. Itraconazol verlangsamt die Ausscheidung von Cyclosporin, Digoxin, Phenytoin und Warfarin, die Metabolisierung durch INH, Rifampicin, Phenobarbital, Carbamazepin und Phenytoin wird dagegen beschleunigt.

10.49 Levofloxacin – Tavanic®

■ **Spektrum**
Nahezu alle grampositiven und gramnegativen Erreger, einschließlich Pneumokokken, Streptokokken, E. faecalis, Staphylokokken, Chlamydien, Mycoplasma pneumoniae, Legionellen, H. influenzae, Ps. aeruginosa; nur mäßig wirksam gegen Anaerobier.

■ **Dosierungen**

– Erwachsene	1–2 × 250–500 mg p. o., i. v.
Bei Niereninsuffizienz (Erwachsene):	
GFR[a] 50–20 ml/min: Normaldosis am 1. Tag, danach halbierte Einzeldosis; GFR[a] <20 ml/min: Normaldosis am 1. Tag, dann 1/4 der Erstdosis als Erhaltungsdosis	
[a]Berechnung der GFR nach Cockroft-Gault s. Umschlaginnenseite	

- **Nebenwirkungen**

Gastrointestinale Beschwerden, Kopfschmerzen, Benommenheit, Schwindel, Schläfrigkeit, Photosensibilisierung, Tendinitis, Transaminasenanstieg.

- **Kontraindikationen**

Schwangerschaft und Stillperiode, Epilepsie, Sehnenbeschwerden nach früherer Anwendung von Fluorochinolonen, Kinder und Heranwachsende, Überempfindlichkeit gegen Levofloxacin oder anderes Chinolon.

- **Bemerkungen**

Keine klinisch relevanten Wechselwirkungen mit Theophyllin; Vorsicht bei gleichzeitiger Einnahme von Medikamenten, die die Krampfschwelle herabsetzen.

10.50   Linezolid – Zyvoxid®

- **Spektrum**

Staphylokokken (einschl. MRSA, MRSE und GISA), Streptokokken (einschl. penicillinresistente Pneumokokken), Enterokokken (einschl. VRE) u. a. grampositive Erreger.

- **Dosierungen**

– Erwachsene	2 × 600 mg p. o., i. v.
Bei Niereninsuffizienz:	
Bei Niereninsuffizienz keine Dosisanpassung erforderlich	

- **Nebenwirkungen**

Vorwiegend gastrointestinale Nebenwirkungen (Übelkeit, Diarrhö) und Kopfschmerzen in schwacher bis mittelgradiger

Ausprägung, Candidiasis, Pilzinfektionen, Geschmacksstörungen (metallischer Geschmack); in einzelnen Fällen
reversible Neutropenie, Anämie, Thrombozytopenie; periphere
und/oder optische Neuropathie, Laktatazidose.

- **Kontraindikationen**

Überempfindlichkeit gegen Linezolid oder einen der Inhalts-
stoffe, Einnahme von MAO-Hemmern A oder B bzw. innerhalb von 2 Wochen nach Einnahme entsprechender Präparate;
unkontrollierte Hypertonie, Phäochromozytom, Karzinoid,
Thyreotoxikose, bipolare Depression, schizoaffektive Störung,
akute Verwirrtheitszustände; Einnahme von Serotoninwieder-
aufnahmehemmern, trizyklischen Antidepressiva, Sympatho-
mimetika.

- **Bemerkungen**

Neuartiger Wirkmechanismus, vollständige Bioverfügbarkeit
nach oraler Applikation, wöchentliche Blutbildkontrollen v. a.
bei prädisponierten Patienten für Anämie und Thrombozytopenie. Keine Kreuzresistenz zu anderen Antibiotika. Bislang
wenig Erfahrung bei Langzeittherapie >4 Wochen.

10.51 Meropenem – Meronem®

- **Spektrum**

Sehr gute In-vitro-Aktivität gegen grampositive (nicht oxacillinresistente S. aureus und E. faecium) und gramnegative
Keime einschl. Pseudomonas-Spezies (nicht Stenotrophomonas maltophilia); bessere In-vitro-Aktivität als Imipenem/
Cilastatin.

- **Dosierungen**

– Erwachsene und Kinder > 12 Jahre	3 × 0,5–1 g i. v. bei Meningitis: 3 × 2 g
– Kinder (> 3 Monate bis 12 Jahre)	30–60 mg/kg/die i. v. verteilt auf 3 Dosen bei Meningitis: 3 × 40 mg/kg

Bei Niereninsuffizienz (Erwachsene):

Bei einer GFR[a] von 50–26 ml/min 0,5–1 g alle 12 h, bei einer GFR[a] von 25–10 ml/min 0,25–0,5 g alle 12 h, bei einer GFR[a] <10 ml/min 0,25–0,5 g alle 24 h

Bei Niereninsuffizienz (Kinder):

GFR[a]	Dosis (% der Normaldosis)
40	70 (2 Einzeldosen)
20	40 (2 Einzeldosen)
10	20 (1 Einzeldosis)
Anurie	15 (1 Einzeldosis)

[a]Berechnung der GFR nach Cockroft-Gault s. Umschlaginnenseite

- **Nebenwirkungen**

Gastrointestinale Beschwerden, Allergien, lokale Reaktionen, Exanthem, Transaminasenanstieg, Blutbildveränderungen, Kopfschmerzen.

- **Kontraindikationen**

Überempfindlichkeit.

- **Bemerkungen**

Monosubstanz, zusätzliche Verwendung von Cilastatin nicht notwendig. Bei bekannter anaphylaktischer Reaktion auf Penicilline nicht anwenden.

10.52 **Metronidazol – Clont®, Flagyl®**

■ **Spektrum**

Anaerobier (Bacteroides fragilis, Clostridien und anaerobe Kokken), Trichomonaden, Lamblien, Amöben.

■ **Dosierungen**

– Erwachsene	2–3 × 400 mg p. o. 2–3 × 500 mg i. v.
– Kinder	20–30 mg/kg/die i. v. verteilt auf 2 Dosen 20–30 mg/kg/die p. o. verteilt auf 2–3 Dosen

Bei Niereninsuffizienz (Erwachsene):

Es kommt zu keiner signifikanten Verlängerung der Halbwertszeit. Bei Serumkreatinin 10 mg% und bei GFR[a] < 10 ml/min sollte jedoch nur 1 Einzeldosis (400 mg p. o.; 500 mg i. v.) alle 12 h gegeben werden. Die Behandlungsdauer sollte 10 Tage nicht überschreiten

Bei Niereninsuffizienz (Kinder):

GFR[a]	Dosis (% der Normaldosis)
40	100 (3 Einzeldosen)
20	100 (3 Einzeldosen)
10	50 (2 Einzeldosen)
Anurie	50 (2 Einzeldosen)

[a]Berechnung der GFR nach Cockroft-Gault s. Umschlaginnenseite

■ **Nebenwirkungen**

Gastrointestinale Nebenwirkungen, Geschmackssensationen, Neuropathie, Leukopenie, Kopfschmerzen, Ataxie; Transaminasenerhöhung, Alkoholunverträglichkeit.

■ **Kontraindikationen**

Überempfindlichkeit gegen Metronidazol; im 1. Trimenon der Schwangerschaft nur bei vitaler Indikation (2. und 3. Trimenon nach Nutzen-Risiko-Abwägung).

■ **Bemerkungen**

Bei schwerer Leberinsuffizienz: Nutzen-Risiko-Abwägung; hoher Na-Gehalt der i. v.-Lösung.

10.53 Micafungin – Mycamine®

■ **Spektrum**

Candida-Spezies (C. albicans, C. glabrata, C. guilliermondii, C. krusei, C. parapsilosis und C. tropicalis) einschließlich Azol- und Amphotericin B-resistenter Spezies, Aspergillus-Spezies. Wegen der noch ausstehenden Etablierung der In-vitro-Testung und der Festlegung von Grenzwerten ist eine Bewertung der Empfindlichkeit anderer pathogener Pilze aufgrund der bisher publizierten In-vitro Daten noch nicht möglich.

■ **Dosierungen**

– Erwachsene	Candidämie, disseminierte Candidose, Candida-Peritonitis und -Abszess: 100 mg/ die i. v. Invasive Candida-Infektion: 100 mg/die i. v. (<40 kg 2 mg/kg/die). Dosisverdopplung bei invasiver Candidose zugelassen. Bei Endokarditis und anderen kardiovaskulären Infektionen kann die Dosis bis 150 mg/die i. v erhöht werden Ösophageale Candidose: 100 mg/die i. v. Prophylaxe 50 mg/die i. v. (<40 kg 1 mg/kg/ die). Keine LD erforderlich. Infusion über 1 h
– Kinder und Jugendliche (>40 kg)	100 mg/d i. v.
– Kinder (<40 kg)	2 mg/kg/d i. v.

■ **Nebenwirkungen**

Übelkeit, Erbrechen, Diarrhö, Fieber, Kopfschmerzen, Hypokaliämie, Thrombozytopenie, Hämolyse, hämolytische Anämie, Hämoglobinurie, Histamin-vermittelte Symptome (z. B. Ausschlag, Juckreiz, Gesichtsschwellung, Vasodilatation), Hypersensitivitätsreaktionen, Anaphylaxie und anaphylaktische Reaktionen (einschließlich Schock), abnormale Leberfunktionswerte, Nierenversagen.

■ **Kontraindikationen**

Hypersensitivität gegenüber Micafungin, anderen Komponenten des Medikaments oder anderen Echinocandinen.

■ **Bemerkungen**

Bei eingeschränkter Nierenfunktion keine Dosisanpassung erforderlich. Keine Dialysierbarkeit. Keine zusätzliche Dosis nach Hämodialyse. Keine Dosisanpassung bei Patienten mit mittelgradiger Leberinsuffizienz. Nur nach Nutzen-Risiko-Abschätzung in der Schwangerschaft und Stillzeit. Bei Komedikation mit Sirolimus, Itraconazol oder Nifedipin ist deren Dosierung ggf. zu reduzieren.

10.54 Minocyclin – Minocyclin®

■ **Spektrum**

Grampositive, gramnegative Erreger, Mykoplasmen, Chlamydien, Borrelien, Coxiella burnetii, nicht: Proteus-Spezies, Ps. aeruginosa, Nocardia asteroides; relativ häufig Resistenzen bei Pneumokokken, Streptokokken, Staphylokokken und gramnegativen Keimen.

■ **Dosierungen**

– Erwachsene	initial 200 mg, dann 12-stdl. 100 mg p. o.
– Kinder >8. Lebensjahr	initial 4 mg/kg, dann 12-stdl. 2 mg/kg p. o.
Bei Niereninsuffizienz (Erwachsene und Kinder):	
Bei Minocyclin ist eine Dosisreduktion bei Patienten mit Niereninsuffizienz nicht erforderlich. Eine Herabsetzung der Dosis von Minocyclin sollte höchstens bei extremer Niereninsuffizienz in Betracht gezogen werden	

■ **Nebenwirkungen**

Gastrointestinale Nebenwirkungen, Exantheme, phototoxische Reaktionen, selten Anaphylaxie, Zahnverfärbung,

Hepatotoxizität, Pseudotumor cerebri, negative Stickstoff-bilanz (Harnstoff-N-Anstieg), relativ häufig vestibuläre Neben-erscheinungen (Schwindel, Ataxie 5–7 %, häufiger bei Frauen, höhere Blutspiegel als bei Männern).

■ **Kontraindikationen**
Schwangerschaft, bei Kindern.

10.55 Moxifloxacin – Avalox®

■ **Spektrum**
Nahezu alle grampositiven und gramnegativen Erreger und Anaerobier; besonders hohe Wirksamkeit gegen Atemwegs-erreger (Pneumokokken, H. influenzae, Moraxellen, Chla-mydien, Mykoplasmen, Legionellen); schwache Wirksamkeit gegen Ps. aeruginosa.

■ **Dosierungen**

– Erwachsene	1 × 400 mg p. o., i. v.
Bei Niereninsuffizienz:	
Keine Dosisanpassung notwendig	

■ **Nebenwirkungen**
Gastrointestinale Beschwerden, Benommenheit, QT-Strecken-verlängerung bei Patienten mit bestehender Hypokaliämie oder Hypokalzämie, Geschmacksstörungen, Anstieg von Leberwerten.

■ **Kontraindikationen**
Schwangerschaft und Stillperiode, Kinder und Heranwachsende, QT-Intervallverlängerung, symptomatische Herzrhythmus-störungen in der Vorgeschichte; mangels pharmakokinetischer

Daten kontraindiziert bei eingeschränkter Leberfunktion, fulminante Hepatitis, Exanthem, Stevens-Johnson-Syndrom.

- **Bemerkungen**

Keine Wechselwirkungen mit Theophyllin, keine Photosensibilisierung, geringes Resistenzrisiko.

10.56 Nitrofurantoin – Furadantin®, Nifurantin®

- **Spektrum**

Staphylokokken, Streptokokken, Enterokokken, E. coli, Klebsiellen, Enterobacter.

- **Dosierungen**

– Erwachsene	2–3 × 100 mg p. o.
Bei Niereninsuffizienz:	
Kontraindikationen	

- **Nebenwirkungen**

Übelkeit, Erbrechen, Lungeninfiltrationen, allergisches Lungenödem, Photosensibilisierung, Neuropathie, Kopfschmerzen, Schwindel, selten Leukopenie, Anämie, Allergie.

- **Kontraindikationen**

Eingeschränkte Nierenfunktion (GFR <50 ml/min), Schwangerschaft und Neugeborene bis zum 2. Lebensmonat.

- **Bemerkungen**

Bei schweren Lebererkrankungen sollten andere Antibiotika eingesetzt werden.

10.57 **Nitroxolin – Nilox®, Nitroxolin forte®**

■ **Spektrum**

Nitroxolin-empfindliche Harnwegsinfektionserreger (Bakterien und Sprosspilze).

■ **Dosierungen**

– Erwachsene	
akut	3 × 150–250 mg
chronisch	1 × 250–500 mg
Bei Niereninsuffizienz (Erwachsene und Kinder):	
Keine Dosisreduktion erforderlich	

■ **Nebenwirkungen**

Gastrointestinale Beschwerden (z. B. Übelkeit, Erbrechen, Diarrhö), allergische Hautreaktionen, (Rötung, Jucken), Blutbildveränderungen (Thrombozytopenie), Müdigkeit, Kopfschmerz, Schwindel, Gangunsicherheit, vorübergehende Gelbfärbung der Skleren.

■ **Kontraindikationen**

Überempfindlichkeit gegen Nitroxolin, Sojaöl, E124, schwere Nieren- und Leberfunktionsstörungen, Schwangerschaft, Stillzeit.

■ **Bemerkungen:**

Neben antibakterieller Wirkung auch fungistatische Wirkung. Pharmakokinetik und Wirkung stark pH-abhängig.

10.58 **Norfloxacin – Barazan®**

- **Spektrum**

Nahezu alle grampositiven und gramnegativen Erreger von Harnwegsinfektionen und akuter bakterieller Gastroenteritis.

- **Dosierungen**

– Erwachsene	2 × 400 mg p. o.
Bei Niereninsuffizienz:	
Bei einer GFR[a] von < 30 ml/min entsprechend den Serum-Kreatininwerten zwischen 2,5 und 5 mg% beträgt die Dosis 400 mg 1 × täglich	
[a]Berechnung der GFR nach Cockroft-Gault s. Umschlaginnenseite	

- **Nebenwirkungen**

Appetitlosigkeit, Übelkeit, Durchfall, Allergie, Schwindel, Kopfschmerzen, Tendinitis, Verschlechterung einer Myasthenia gravis; sehr selten Leukopenie, Eosinophilie, Anstieg von Transaminasen, alkal. Phosphatase und Kreatinin.

- **Kontraindikationen**

Schwangerschaft und Stillperiode, Epilepsie, Kinder und Heranwachsende.

- **Bemerkungen**

Im Vergleich zu anderen Antibiotika überdurchschnittlich hohe Resistenzentwicklung bei Pseudomonas und Staphylokokken. Dosisreduktion bei schweren Lebererkrankungen.

10.59 Nystatin – Moronal®

■ **Spektrum**

Candidaarten, Blastomycesarten, Coccidioides immitis, Cryptococcus neoformans, Histoplasma capsulatum und Aspergillusarten, unwirksam bei Dermatophyten und Aktinomyceten.

■ **Dosierungen**

– Erwachsene und Kinder	1,5–3 Mio. I. E./die p. o. verteilt auf 3 Dosen
– Säuglinge	0,5–1 Mio. I. E./die p. o. verteilt auf 3 Dosen
Bei Niereninsuffizienz (Erwachsene und Kinder):	
Keine Dosisreduktion erforderlich	

■ **Nebenwirkungen**

Sehr selten, bei hoher oraler Dosierung Brechreiz, Erbrechen,
dünne Stühle, Überempfindlichkeitsreaktionen.

■ **Bemerkungen**

Antimykotikum zur Therapie und Prophylaxe intestinaler
Hefemykosen; praktisch keine Resorption.

10.60 Ofloxacin– Tarivid®

■ **Spektrum**

Nahezu alle grampositiven u. gramnegativen Erreger einschließlich H. influenzae, Salmonellen, Shigellen, Yersinia,
Campylobacter, Neisserien, Legionellen, nicht Anaerobier. Nur
geringe Wirksamkeit gegen Ps. aeruginosa, Acinetobacter, Ser-
ratien, Enterokokken, Streptokokken, Pneumokokken.

- **Dosierungen**

– Erwachsene	2 × 100–200 mg p. o., i. v.; bei schweren Infektionen: 2 × 200–400 mg p. o., i. v.
Bei Niereninsuffizienz:	
GFR[a] ml/min	Erhaltungsdosis (mg/d)
50–20	100–200
<20	100
Hämo- oder Peritoneal-dialyse	100

[a]Berechnung der GFR nach Cockroft-Gault s. Umschlaginnen-seite

- **Nebenwirkungen**

Appetitlosigkeit, Übelkeit, Durchfall, Allergie, Schwindel, Kopfschmerzen, Hautveränderungen, ZNS-Störungen, Psychosen, Arthralgien und Tendopathien, sehr selten Leukopenie, Eosinophilie, Anstieg von Transaminasen, alkal. Phosphatase und Kreatinin.

- **Kontraindikationen**

Schwangerschaft und Stillperiode, ZNS-Erkrankungen (v. a. Epilepsie), Kinder und Heranwachsende.

- **Bemerkungen**

Bei Kindern und Jugendlichen nur bei vitaler Indikation. Cave! Resistenzentwicklung besonders bei Pseudomonas und Staphylokokken. Dosisreduktion bei schweren Leber-erkrankungen.

10.61 Penicillin G – Diverse Präparate, Penicillin-Grünenthal®

■ **Spektrum**

Insbesondere bei Meningokokken, Pneumokokken, Streptokokken, Gonokokken (Penicillinresistenz bei Pneumokokken ► Kap. 11.9).

■ **Dosierungen**

– Erwachsene und Kinder >12 Jahre	Niedrige Dosis: 4 × 0,6–1,2 Mio. I. E. i. v. Hohe Dosis: 6 × 4 Mio. I. E. i. v. (max. 60 Mio. I. E./die) (z. B. Meningitis)
– Kinder >1. Lebensjahr	50.000–500.000 I. E./kg/die i. m., i. v. verteilt auf 4–6 Dosen
– Neugeborene >4. Lebenswoche	50.000–1 Mio. I. E./kg/die i. m., i. v. verteilt auf 3–4 Dosen
– Neugeborene	50.000–100.000 I. E./kg/die i. m., i. v. verteilt auf 2 Dosen

Bei Niereninsuffizienz (Erwachsene):

GFR[b]	Max. Dos. (Mio. I. E.)	DI (h)
120	5	6
45	5	8
18	4	8
8	5	12
2	3	12
0,5	2	12[a]

Bei Niereninsuffizienz (Kinder):	
GFR[a]	Dosis (% der Normaldosis)
40	75 (3 Einzeldosen)
20	60 (3 Einzeldosen)
10	50 (2 Einzeldosen)
Anurie	20 (2 Einzeldosen) bzw. 30 n. HD

[a]2–3 Hämodialysen/Woche werden in diesen Fällen als erforderlich vorausgesetzt. 1 Normaldosis initial
[b]Berechnung der GFR nach Cockroft-Gault s. Umschlaginnenseite

■ **Nebenwirkungen**

Medikamentenfieber, Exantheme, hämolytische Anämie, Blutbildveränderungen, Anaphylaxie (0,004–0,015 %), Krämpfe (nur bei hohen Dosen und schneller i. v.-Injektion, z. B. 5 Mio. I. E. pro 5 min), selten interstitielle Nephritis.

■ **Kontraindikationen**

Penicillinallergie.

■ **Bemerkungen**

Der Natrium- und Kaliumgehalt von Penicillin G ist bei schwerer Herz- oder Niereninsuffizienz zu beachten. Aktuelle Pneumokokkenresistenz in Deutschland: ▶ Kap. 11.9. Zur Umrechnung: 1 Mio. I. E. = 600 mg.

10.62 **Penicillin V – Isocillin®, Megacillin oral® u. a.**

■ **Spektrum**

Insbesondere gegen Meningokokken, Pneumokokken, Streptokokken, Gonokokken (Penicillinresistenz bei Pneumokokken ▶ Kap. 11.9).

■ **Dosierungen**

– Erwachsene und Kinder >12 Jahre	3(–4) × 0,5–1,5 Mio. I. E. p. o.
– Kinder >4 Monate	40.000–60.000 (max. 160.000) I. E./kg/die p. o. verteilt auf 3–4 Dosen
– Kinder	40.000–60.000 I. E./kg/die p. o. verteilt auf 3 Dosen

Bei Niereninsuffizienz (Erwachsene):

Bis zu einer GFR[a] von 30–15 ml/min keine Dosisreduktion bei einem Dosierungsintervall von 8 h; bei Anurie Verlängerung des Intervalls auf 12 h

Bei Niereninsuffizienz (Kinder):

GFR[a]	Dosis (% der Normaldosis)
40	100 (3 Einzeldosen)
20	100 (3 Einzeldosen)
10	50 (2 Einzeldosen)
Anurie	50 n. HD

[a]Berechnung der GFR nach Cockroft-Gault s. Umschlaginnenseite

- **Nebenwirkungen**

Medikamentenfieber, Exanthem, gastrointestinale Beschwerden, hämolytische Anämie, Anaphylaxie (0,004–0,015 %).

- **Kontraindikationen**

Penicillinallergie.

10.63 Piperacillin – Piperacillin-ratiopharm®

- **Spektrum**

Speziell Pseudomonas, Proteus, E. coli. Wirksam z. T. gegen Klebsiella, Enterobacter, Citrobacter, Bacteroides. Nicht S. aureus (!).

- **Dosierungen**

– Erwachsene	3–4 × 2–4 g i. v.
– Kinder >1 Monat	100–300 mg/kg/die i. v. verteilt auf 2–4 Dosen
– Neugeborene	150–300 mg/kg/die i. v. verteilt auf 3 Dosen

Bei Niereninsuffizienz (Erwachsene):		
GFR[b]	Max. Dos. (g)	DI (h)
120	4	6
45	4	8
18	4	8
8	4	12
2	4	12
0,5	2	8[a]

Bei Niereninsuffizienz (Kinder):	
GFR[b]	Dosis (% der Normaldosis)
40	60 (3 Einzeldosen)
20	40 (3 Einzeldosen)
10	25 (2 Einzeldosen)
Anurie	15 (1 Einzeldosis)

[a]2–3 Hämodialysen/Woche werden in diesen Fällen als erforderlich vorausgesetzt. 1 Normaldosis initial
[b]Berechnung der GFR nach Cockroft-Gault s. Umschlaginnenseite

■ **Nebenwirkungen**
Gastrointestinale Symptome; Exanthem, Fieber, selten Transaminasenerhöhung, interstitielle Nephritis, Blutbildveränderungen.

■ **Kontraindikationen**
Penicillinallergie.

■ **Bemerkungen**
Penicillin der Wahl bei Pseudomonasinfektionen. Piperacillin enthält 2,09 mmol/g Natrium.

10.64 Piperacillin/Tazobactam – Tazobac®

■ **Spektrum**
Grampositive (nicht oxacillinresistente Staphylokokken u. E. faecium) und gramnegative Keime, speziell Pseudomonas, Proteus, E. coli, vor allem β-Laktamasebildner und Anaerobier.

- **Dosierungen**

– Erwachsene und Kinder >12 Jahre	3 × 4,5 g i. v.
– Kinder 2–12 Jahre	<40 kg: 3 × 112,5 mg/kg >40 kg: wie Erwachsene

Bei Niereninsuffizienz (Erwachsene):

GFR[a]	Max. Dos. (g)	DI (h)
120	4,5	8
45	4,5	8
18	4,5	12
8	4,5	12
2	4,5	12
0,5	2,25	12

Bei Niereninsuffizienz (Kinder):

GFR[a]	Dosis (% der Normaldosis)
40	60 (3 Einzeldosen)
20	40 (3 Einzeldosen)
10	35 (3 Einzeldosen)
Anurie	33 (3 Einzeldosen)

[a]Berechnung der GFR nach Cockroft-Gault s. Umschlaginnenseite

- **Nebenwirkungen**

Gastrointestinale Symptome, Exanthem, Fieber, selten Transaminasenerhöhung, interstitielle Nephritis, zerebrale Krampfneigung bei sehr hohen Spiegeln.

- **Kontraindikationen**

Penicillinallergie, Schwangerschaft und Stillzeit, Kinder <2 Jahre.

- **Bemerkungen**

Piperacillinpräparate enthalten 2,09 mmol/g Natrium.

10.65 Pivmecillinam – Pivmelam®, X-Systo®

- **Spektrum**

Gramnegative Bakterien von Harnwegsinfektionen (Enterobakterien), resistent sind grampositive Bakterien und Pseudomonaden.

- **Dosierungen**

– Erwachsene und Jugendliche	3 × 200–400 mg
– Kinder <6 Jahre und <40 kg	3–4 × 20–40 mg/kg KG (max. 1200 mg)
Bei Niereninsuffizienz (Erwachsene und Kinder):	
Keine Dosisreduktion erforderlich	

- **Nebenwirkungen**

Übelkeit, Durchfall, Pilzsuperinfektion, Hautauschlag, anaphylaktische Reaktion, Urtikaria, Juckreiz, Kopfschmerzen,
Benommenheit, Müdigkeit, Laborwertveränderungen, Thrombozytopenie, Neutropenie, Eosinophilie, Beinträchtigung der
Leberfunktion.

- **Kontraindikationen**

Penicillin- oder Cephalosporin-Unverträglichkeit, Carnitinmangel.

10.66 Posaconazol – Noxafil®

- **Spektrum**

Candida, Aspergillus, Mucor und Trichosporon spp.

Indikation	Dosierung
– Salvage-Therapie bei therapieresistenten invasiven Mykosen (Aspergillus, Fusarium, Coccioides, Madurella, Fosecaea pedrosoi, etc.)	– Orale Suspension (40 mg/ml): 4 × 200 mg (5 ml)/die p. o. oder 2 × 400 mg (5 ml)/die p. o. – Magensaftresistente Tabletten (100 mg): 2 × 300 mg (3 Tabl.) p. o. an Tag 1, dann 1 × 300 mg (3 Tabl.)/die p. o. – Infusionslösung (300 mg): 2 × 300 mg i. v.
– Oropharyngeale Candidose:	– Orale Suspension (40 mg/ml): 200 mg (5 ml) p. o. am 1. Tag, dann 100 mg (2,5 ml)/die p. o. für 13 Tage
– Prophylaxe invasiver Mykosen: (Beginn einige Tage vor dem erwarteten Einsetzen der Neutropenie und Fortführung für 7 Tage nach Ansteigen der Neutrophilenzahl über 500 Zellen pro mm³)	– Orale Suspension (40 mg/ml): 3 × 200 mg (5 ml)/die p. o. – Magensaftresistente Tabletten (100 mg): 2 × 300 mg (3 Tabl.) p. o. an Tag 1, dann 1 × 300 mg (3 Tabl.)/die p. o. – Infusionslösung (300 mg): 2 × 300 mg i. v.(16,7 ml Konzentrat für eine Infusionslösung in 250 ml Glucose 5 % oder NaCl 0,9 % verdünnen, über einen ZVK in 9 min infundieren)

- **Nebenwirkungen**

Kopfschmerzen, Übelkeit, Erbrechen, Durchfall, Fieber, Anstieg der Leberenzyme, Hautausschlag.

- **Kontraindikationen**

Gleichzeitige Anwendung von Mutterkornalkaloiden. Gleichzeitige Anwendung der CYP3A4-Substraten oder von HMG-CoA-Reduktase-Inhibitoren (z. B. Simvastatin, Lovastatin und Atorvastatin).

- **Bemerkungen**

Posaconazol sollte zu den Mahlzeiten oder bei Patienten, die keine Mahlzeit zu sich nehmen können, mit einem Nahrungsergänzungsmittel eingenommen werden, um die Resorption zu erhöhen und eine ausreichende Exposition zu gewährleisten. Hinweis: Posaconazol hemmt die Metabolsierung von Midostaurin über CYP450, deshalb ist bei gleichzeitiger Gabe eine 50 %-ige Dosisreduktion von Midostaurin erforderlich (nach Beendigung der Posaconazol-Prophylaxe wieder Normaldosis!).

10.67 Protionamid – ektebin®, Peteha®

- **Spektrum**

M. tuberculosis und M. kansasii.

- **Dosierungen**

– Erwachsene	10–15 mg/kg/die p. o., max. 1000 mg/die in 1–2 Dosen
– Kinder	7,5–15 mg/kg p. o., max. 500 mg/die
Bei Niereninsuffizienz (Erwachsene):	
Es liegen noch keine Daten vor. Eine intermittierende Therapie (2–3 × 1000 mg/Woche) ist zu erwägen.	

Bei Niereninsuffizienz (Kinder):	
GFR[a]	Dosis (% der Normaldosis)
40	100
20	50
10	25 Spiegelkontrollen
Anurie	25 Spiegelkontrollen

[a]Berechnung der GFR nach Cockroft-Gault s. Umschlaginnenseite

- **Nebenwirkungen**

Magen-Darm-Störungen (bis zu 50 %), Hepatotoxizität, Neutropenie, Hypothermie, Hypoglykämie (bei Diabetikern). Selten: periphere Neuropathie, Krämpfe, Exantheme, Purpura, Stomatitis, Menstruationsstörungen.

- **Kontraindikationen**

Schwangerschaft 1. Trimenon, schwerer Leberschaden, Epilepsie, Psychosen, Alkoholabhängigkeit.

- **Bemerkungen**

Monatlich Transaminasen bestimmen.

10.68 Pyrazinamid – Pyrafat®, Pyrazinamid®

- **Spektrum**

M. tuberculosis.

- **Dosierungen**

– Erwachsene und Jugendliche	20–30 mg/kg/die p. o. in 1 Dosis; max. 1,5 g bei <50 kg, max. 2 g bei 51–75 kg, max. 2,5 g bei >75 kg
– Kinder	30 mg/kg/die
Bei Niereninsuffizienz (Erwachsene):	
Gewicht 50 kg: 2 × wöchentlich 3,5 g oder 3 × wöchentlich 2,5 g	
Bei Niereninsuffizienz (Kinder):	
GFR[a]	Dosis (% der Normaldosis)
40	100
20	75 (1 Einzeldosis)
10	50 (1 Einzeldosis)
Anurie	100 nach HD 3 ×/Woche

[a]Berechnung der GFR nach Cockroft-Gault s. Umschlaginnenseite

- **Nebenwirkungen**

Arthralgie, Harnsäureanstieg, Leberschäden, gastrointestinale Beschwerden, selten Photosensibilität.

- **Kontraindikationen**

Schwerer Leberschaden, Gicht.

- **Bemerkungen**

Überwachung der Leberfunktion, vor allem auch vor der Therapie, bei schweren Lebererkrankungen sollten andere Antibiotika eingesetzt werden.

10.69 Rifabutin – Mycobutin®

■ **Spektrum**

M. tuberculosis (in über 30 % auch gegen rifampicinresistente Stämme), M. leprae, M. avium-intracellulare, M. fortuitum, M. kansasii, M. marinum, M. ulcerans.

■ **Dosierungen**

– Erwachsene	Prophylaxe einer MAC-Infektion[b]: 0,3 g/die p. o. Therapie einer MAC-Infektion: 0,45–0,6 g/die p. o. (bei Kombination mit Clarithromycin: 0,3 g/die p. o.) Therapie einer (multiresistenten) TB: 0,15 g/die p. o. (stets Kombinationstherapie; bei vorbehandelten Patienten 0,3–0,45 g/die p. o.)
Bei Niereninsuffizienz:	
Bei GFR[a] <30 ml/min Dosisreduktion um 50 %	

[a]Berechnung der GFR nach Cockroft-Gault s. Umschlaginnenseite
[b]MAC-Infektion = Infektion mit M.-avium-/intracellulare-Komplex

■ **Nebenwirkungen**

Gastrointestinale Symptome, Transaminasenanstieg, Leukopenie, Thrombozytopenie, Anämie, Gelenk- und Muskelschmerzen, Fieber, Hautrötungen, selten Hautverfärbungen, Orangefärbung des Urins, Überempfindlichkeitsreaktionen (Eosinophilie, Bronchospasmen, Schock), leichte bis schwere Uveitis (reversibel); erhöhtes Risiko für Uveitis bei Kombination mit Clarithromycin oder Fluconazol.

■ **Kontraindikationen**

Überempfindlichkeit gegen Rifabutin oder Rifampicin, Schwangerschaft, Stillzeit, schwere Lebererkrankungen, keine Kombination mit Rifampicin.

- **Bemerkungen**

Regelmäßige Überwachung der Leukozyten- und Thrombo-
zytenzahlen sowie der Leberenzyme während der Therapie;
Medikamenteninteraktionen mit HAART („highly active
anti-retrovival therapy") müssen achtsam evaluiert werden.

10.70 Rifampicin – Eremfat®

- **Spektrum**

M. tuberculosis, M. bovis, M. avium-intracellulare, M. leprae,
M. kansasii, M. marinum; grampositive Kokken, Legionellen,
Chlamydien, Meningokokken, Gonokokken, H. influenzae;
nicht M. fortuitum.

- **Dosierungen**

– Erwachsene	1 × 600 mg p. o., i. v. über 50 kg 1 × 450 mg p. o., i. v. bis 50 kg
– Kinder	10–15 mg/kg/die p. o., i. v. verteilt auf 1–2 Dosen
Bei Niereninsuffizienz (Erwachsene und Kinder):	
Rifampicin ist nicht nephrotoxisch und kann bei Patienten mit verschiedenen Graden der Niereninsuffizienz in normaler Dosierung (10 mg/kg, Maximaldosis 600 mg/die) gegeben werden	

- **Nebenwirkungen**

Gastrointestinale Symptome, Drug-Fieber, Juckreiz mit oder
ohne Hautausschlag, Anstieg von Transaminasen und alkal.
Phosphatase, selten Ikterus, Eosinophilie, ZNS-Symptome,
Thrombozytopenie, Leukopenie.

- **Kontraindikationen**

Schwerer Leberschaden, Ikterus; Überempfindlichkeit gegen Rifamycine.

- **Bemerkungen**

Überwachung der Leberfunktion, des Blutbildes und des Serumkreatinins vor und während der Therapie; keine Monotherapie wegen Resistenzentwicklung. Multiple Medikamenteninteraktionen.

10.71 Roxithromycin – Rulid®, Roxithromycin®

- **Spektrum**

Grampositive Erreger, insbesondere Staphylokokken, Streptokokken, Pneumokokken, Corynebacterium diphtheriae, Mykoplasmen, B. pertussis, Legionellen, Chlamydien, Campylobacter, relativ häufig resistente Staphylokokken.

- **Dosierungen**

– Erwachsene	2 × 150 mg oder 1 × 300 mg p. o.
– Kinder	5–7,5 mg/kg/die p. o. verteilt auf 2 Dosen
Bei Niereninsuffizienz (Erwachsene und Kinder):	
Bei eingeschränkter Nierenfunktion ist keine Dosisreduktion nötig	

- **Nebenwirkungen**

Gastrointestinale Symptome, selten Exantheme, Transaminasenanstieg.

- **Kontraindikationen**

Überempfindlichkeit gegen Makrolide; strenge Indikationsstellung bei QT-Intervallverlängerung, Hypokaliämie, Hypomagnesiämie, Bradykardie, Herzinsuffizienz, Herzrhythmusstörungen, gleichzeitige Gabe von QT-Intervall-verlängernden Medikamenten.

- **Bemerkungen**

Roxithromycin hat gegenüber Erythromycin eine verbesserte Pharmakokinetik, bei schwerer Leberfunktionsstörung Halbierung der Tagesdosis.

10.72 **Streptomycin – Strepto-Fatol®**

- **Spektrum**

M. tuberculosis, Brucellen, Yersinia pestis, Francisella tularensis, Staphylokokken, Enterokokken, Streptokokken, nicht: atypische Mykobakterien.

- **Dosierungen**

– Erwachsene	15 mg/kg/die i. v., i. m.
– Kinder >6 Monate	20–30 mg/kg/die i. v., i. m. verteilt auf 2 Dosen
– Kinder	10–25 mg/kg/die i. v., i. m.

Bei Niereninsuffizienz (Erwachsene):		
GFR[a]	Max. Dos. (mg/kg)	DI (h)
50–80	7,5	24
10–50	7,5	48
<10	7,5	72
Initialdosis von 15 mg/kg. Zusatzdosis n. HD: 5 mg/kg		

Bei Niereninsuffizienz (Kinder):

GFR[a]	Dosis (% der Normaldosis)
40	80 (DI verl.)
20	40 (DI verl.)
10	30 (DI verl.)
Anurie	25 (DI verl.)

[a]Berechnung der GFR nach Cockroft-Gault s. Umschlaginnenseite

- **Nebenwirkungen**

Schwindel, Parästhesien, Übelkeit, Erbrechen, Atemdepression, Sehstörungen, Nephrotoxizität, periphere Neuropathie, allergische Hauterscheinungen (ca. 5 %), Drug-Fieber, Leukopenie, Ototoxizität insgesamt ca. 8 %.

- **Kontraindikationen**

Schwangerschaft und Stillzeit, Früh- und Neugeborene; bei fortgeschrittener Niereninsuffizienz nur bei vitaler Indikation.

- **Bemerkungen**

Monatl. Audiogramm. Keine Kombination von Streptomycin mit anderen Aminoglykosiden, auch nicht mit rasch wirkenden Diuretika wie Etacrynsäure oder Furosemid. In der Behandlung der TB werden die Tagesdosen in einer einmaligen Gabe verabreicht.

10.73 **Sulbactam – Combactam®**

■ **Spektrum**

Hemmung der β-Laktamasen verschiedener grampositiver und gramnegativer Erreger; Eigenaktivität gegen Acinetobacter baumanii.

■ **Dosierungen**

– Erwachsene	0,5–1 g i. v., i. m. zum Zeitpunkt der Antibiotikagabe (max. 4 g/die)
– Kinder	50 mg/kg/die, aufgeteilt auf die Dosierungsintervalle des kombinierten Antibiotikums (max. 80 mg/kg/die)

Bei Niereninsuffizienz (Erwachsene):

GFR[a]	Max. Dos. (g)	DI (h)
30–15	1	12
15–5	1	24
<5	1	48

Nach HD zusätzlich 1 g

Bei Niereninsuffizienz (Kinder):

GFR[a]	Dosis (% der Normaldosis)
40	60 (3 Einzeldosen)
20	30 (2 Einzeldosen)
10	20 (1 Einzeldosis)
Anurie	15 (1 Einzeldosis)

[a]Berechnung der GFR nach Cockroft-Gault s. Umschlaginnenseite

- **Nebenwirkungen**

Allergische Reaktionen bis zum anaphylaktischen Schock, Blutbildveränderungen, gastrointestinale Beschwerden, selten Kreatinin- und Transaminasenanstieg, sehr selten Krampfanfälle, Schwindel, Kopfschmerzen.

- **Kontraindikationen**

Allergien gegen β-Laktamantibiotikum, Schwangerschaft und Stillzeit (sorgfältige Nutzen-Risiko-Abwägung).

- **Bemerkungen**

In Kombination mit Mezlocillin, Piperacillin, Penicillin G und Cefotaxim zugelassen. Sehr guter Synergismus bei Acinetobacter baumanii, Citrobacter, Staphylokokken und Anaerobiern, mäßig bei E. coli und Klebsiellen, sehr gering bei Ps. aeruginosa; bei GFR <40 ml/min nicht mit Piperacillin kombinieren.

10.74 Tedizolid – Sivextro®

- **Spektrum**

Staphylokokken (einschl. MRSA, MRSE und GISA), Streptokokken (einschl. penicillinresistente Pneumokokken), Enterokokken (einschl. VRE) u. a. grampositive Erreger, nicht aktiv gegen gramnegative Bakterien.

- **Dosierungen**

– Erwachsene	1 × 200 mg für 6 Tage p. o. oder i. v.
Bei Niereninsuffizienz (Erwachsene):	
Keine Dosisanpassung erforderlich	

■ **Nebenwirkungen**

Übelkeit, Kopfschmerz, Diarrhö, Erbrechen, Flebitis, Pilzinfektionen.

■ **Kontraindikationen**

Überempfindlichkeit gegen Oxazolidinone, Schwangerschaft,
Laktation.

■ **Bemerkungen**

Die Sicherheit und Wirksamkeit von Tedizolid sind bei Kindern und Jugendlichen noch nicht erwiesen. Die Anwendung
wird derzeit nicht empfohlen. Keine Daten zur Behandlung
von Patienten mit Neutropenie.

10.75 Teicoplanin – Targocid®

■ **Spektrum**

Vor allem oxacillinresistente Staphylokokken (MRSA), Enterokokken, Streptokokken, Clostridium difficile, Corynebacterium
jeikeium.

■ **Dosierungen**

– Erwachsene	1 × 400 mg i. m. oder i. v. als Kurzinfusion oder Injektion (6 mg/kg KG/die); bei schweren Infektionen: 1 × 800 mg initial (12 mg/kg KG/die), bei lebensbedrohlichen Infektionen: 3 Dosen von je 800 mg im Abstand von 12 h, dann weiter 400 mg/die
– Kinder	die ersten 3 Dosen im Abstand von 12 h je 10 mg/kg i. v., dann 6–10 mg/kg/die i. v. als Einmaldosis
– Neugeborene bis 2 Monate	1. Dosis 16 mg/kg/die i. v., dann 8 mg/kg/die i. v. als Einmaldosis

Bei Niereninsuffizienz (Erwachsene):

Ab dem 4. Behandlungstag ist wie folgt zu dosieren:

— bei GFR* 40–60 ml/min: ½ Tagesdosis;

— bei GFR* <40 ml/min:

$$\frac{GFR^*}{norm.GFR} \times norm.Tagesdosis; \qquad (10.2)$$

— bei Hämodialyse 800 mg 1. Woche, dann 400 mg am 8., 15. Tag usw.

Bei Niereninsuffizienz (Kinder):

GFR[a]	Dosis (% der Normaldosis)
40	40 (1 Einzeldosis)
20	20 (1 Einzeldosis)
10	10 (1 Einzeldosis)
Anurie	LD 15 mg/kg, dann nach Spiegel

[a]Berechnung der GFR nach Cockroft-Gault s. Umschlaginnenseite

■ **Nebenwirkungen**

Weniger Nephrotoxizität und Flush als bei Vancomycin, Anstieg von Transaminasen, alkalischer Phosphatase und Serumkreatinin, gastrointestinale Störungen.

■ **Kontraindikationen**

Überempfindlichkeit gegen Glykopeptide.

■ **Bemerkungen**

Die Glykopeptidresistenz von Enterokokken ist genetisch vermittelt und erscheint in drei phänotypisch unterschiedlichen Formen:

— vanA: Resistenz gegen Vancomycin und Teicoplanin

— vanB: Vancomycinresistenz, empfindlich gegenüber Teicoplanin
— vanC: Low-level-Vancomycinresistenz (MHK 8–16 µg/ml),
empfindlich gegenüber Teicoplanin

10.76 Telithromycin – Ketek®

■ **Spektrum**

S. aureus, Streptokokken, S. pneumoniae (inkl. makrolid- und
penicillinresistente), Enterokokken, M. catarrhalis, B. pertussis, Mykoplasmen, Chlamydien, Legionellen; schwach
wirksam gegen H. influenzae; nicht: Enterobakterien, Pseudomonas, Acinetobacter.

■ **Dosierungen**

– Erwachsene und Kinder >12 Jahre	1 × 800 mg p. o.
Bei Niereninsuffizienz:	
Bei leichter oder mäßig eingeschränkter Nierenfunktion keine Dosisanpassung erforderlich; bei GFR[a] <30 ml/min: Dosis alternierend halbieren	
[a]Berechnung der GFR nach Cockroft-Gault s. Umschlaginnen-seite	

■ **Nebenwirkungen**

Gastrointestinale Symptome, selten Allergien, Eosinophilie,
Vorhofarrhythmie, Hypotonie, Bradykardie, Hepatitis.

■ **Kontraindikationen**

Überempfindlichkeit gegen Telithromycin, Patienten mit
angeborenem QT-Syndrom; Statine sind während der Behandlung
mit Telithromycin abzusetzen; Patienten mit Myasthenia gravis
entwickeln Hepatitis nach Telithromycin-Therapie.

■ **Bemerkungen**

Erster Vertreter einer neuen Substanzgruppe (Ketolide) mit einem neuartigen Wirkmechanismus mit möglicherweise geringer Resistenzentwicklung.

10.77 Tetracyclin – Tetracyclin®

■ **Spektrum**

Grampositive, gramnegative Erreger, Mykoplasmen, Chlamydien, nicht: Proteus-Spezies, Ps. aeruginosa, relativ häufig Resistenzen bei Pneumokokken, Streptokokken, Staphylokokken und gramnegativen Keimen.

■ **Dosierungen**

– Erwachsene	2–4 × 0,5 g p. o.
– Kinder >8. Lebensjahr	25–50 mg/kg/die p. o. verteilt auf 2–4 Dosen

Bei Niereninsuffizienz:
Die klassischen Tetracycline sollten bei Niereninsuffizienz nicht mehr angewandt werden, da sie zur Steigerung des Harnstoffspiegels, Erbrechen und Diarrhö führen können

■ **Nebenwirkungen**

Gastrointestinale Nebenwirkungen, Photosensibilität, Exantheme, selten Anaphylaxie, Zahnverfärbung, Hepatotoxizität, Pseudotumor cerebri, neg. Stickstoffbilanz (Harnstoff-N-Anstieg).

■ **Kontraindikationen**

Schwangerschaft und Stillzeit, bei Kindern.

10.78 Tigecyclin – Tygacil®

■ **Spektrum**

Grampositive und gramnegative Erreger inkl. MRSA, VRE, ESBL; Anaerobier; atypische Erreger; mäßig wirksam gegen Morganella-Spezies und Proteus-Spezies.

■ **Dosierungen**

– Erwachsene	1 × 100 mg als Loading Dose, danach 50 mg alle 12 h
– Kinder	Es liegen keine Erfahrungen zum Einsatz bei Kindern vor
Bei Niereninsuffizienz:	
Keine Dosisanpassung erforderlich	

■ **Nebenwirkungen**

Übelkeit, Erbrechen, Diarrhö, Pankreatitis.

■ **Kontraindikationen**

Bekannte Überempfindlichkeit gegen Tigecyclin.

■ **Bemerkungen**

Ein Anstieg der Gesamtmortalität wurde bei Tigecylin-behandelten Patienten im Vergleich zu Kontrollpatienten beobachtet (Ursache unbekannt). Es besteht ein erhöhtes Risiko für fetale Missbildungen während der Schwangerschaft. Dauerhafte Zahnverfärbungen bei Verabreichung während der Zahnentwicklung.

10.79 Tobramycin – Gernebcin®

- **Spektrum**

Grampositive Keime (Staphylokokken, nicht: Pneumokokken, Streptokokken, Enterokokken, Neisserien), gramnegative Keime, besonders wirksam bei Ps. aeruginosa.

- **Dosierungen**

– Erwachsene	3–6 mg/kg/die i. m., i. v. verteilt auf 1–3 Dosen (30–60 min Kurzinfusion)
– Kinder >1. Lebensjahr	6–7,5 mg/kg/die i. m., i. v. verteilt auf 3(–4) Dosen
– Neugeborene >4. Lebenswoche	4,5–7,5 mg/kg/die i. m., i. v. verteilt auf 3 Dosen
– Neugeborene	5 mg/kg/die i. m., i. v. verteilt auf 2 Dosen (auch bei Körpergewicht unter 1200 g)

Bei Niereninsuffizienz (Erwachsene):

GFR[a]	Max. Dos. (g)	DI (h)
120	0,12	8
45	0,12	12
18	0,04	12
8	0,04	24
2	0,02	24
0,5	0,02	24

Bei Niereninsuffizienz (Kinder):	
GFR[a]	Dosis (% der Normaldosis)
40	60 (1 Einzeldosis); LD 4 mg/kg
20	20 (1 Einzeldosis); LD 4 mg/kg
10	10 (1 Einzeldosis); LD 3 mg/kg
Anurie	5 (1 Einzeldosis) bzw. 15 n. HD; LD 2 mg/kg

[a]Berechnung der GFR nach Cockroft-Gault s. Umschlaginnenseite

■ **Nebenwirkungen**

Ototoxizität und Nephrotoxizität, besonders wenn Spitzenspiegel >10 µg/ml bzw. Talspiegel >2 µg/ml, bei vorangegangener Aminoglykosidtherapie und gleichzeitiger Gabe von Furosemid oder Etacrynsäure. Eosinophilie, Arthralgie, Fieber, Exanthem; Transaminasenerhöhung.

■ **Kontraindikationen**

Schwangerschaft und Stillzeit; fortgeschrittene Niereninsuffizienz und vorbestehende Innenohrschwerhörigkeit.

■ **Bemerkungen**

Aminoglykosid der Wahl bei Ps. aeruginosa. Aminoglykosidlösungen nicht mit Penicillinen oder Cephalosporinen mischen (Inaktivierung der Aminoglykoside); bei Patienten mit Mukoviszidose können 8–10 mg/kg/die notwendig sein; ggf. Inhalationstherapie mit 2×80–160 mg.

10.80 **Trimethoprim – InfectoTrimet®**

■ **Spektrum**

Erreger von Harnwegsinfekten.

■ **Dosierungen**

– Erwachsene Unkomplizierte Harnwegsinfektion Langzeitprophylaxe rezidivierender Harnwegsinfektionen	2 × 150–200 mg 1 × 100 mg
– Kinder >12 Jahre Unkomplizierte Harnwegsinfektion Langzeitprophylaxe rezidivierender Harnwegsinfektionen	2 × 150–200 mg 1 × 100 mg
– Kinder <12 Jahre Unkomplizierte Harnwegsinfektion Langzeitprophylaxe rezidivierender Harnwegsinfektionen	2 × 3 mg/kg KG 1 × 2 mg/kg KG

Bei Niereninsuffizienz (Erwachsene):		
GFR[a]	Max. Dos. (g)	DI (h)
25–15	0,2	12
15–10	0,2	12
<10	0,1	24

[a]Berechnung der GFR nach Cockroft-Gault s. Umschlaginnenseite

■ **Nebenwirkungen**

Appetitlosigkeit, Geschmacksstörungen, Kopfschmerzen, epigastrische Schmerzen, Übelkeit, Erbrechen, Durchfall, Gingivitis, Glossitis, Hautausschlag mit Juckreiz, Superinfektionen durch Pilze oder resistente Bakterien, Blutbildveränderungen (Thrombozytopenie, Leukozytopenie, Neutropenie, megaloblastische Anämie, Methämoglobinämie), Fieber, Anstieg von Serumtransaminasen, Bilirubin, Kreatinin, Harnstoff, pseudomembranöse Enterokolitis (selten).

■ **Kontraindikationen**

Überempfindlichkeit gegenüber Trimethoprim, Trimethoprim-Analoga (z. B. Tetroxoprim) oder einem der sonstigen Bestandteile, pathologische Blutbildveränderungen (Thrombozytopenie, Leukopenie, Granulozytopenie, Methämoglobinämie, megaloblastische Anämie), schwere Nierenfunktionsstörungen, Früh- und Neugeborene Chromosomenabberation.

■ **Bemerkungen**

Zahlreiche pharmakologische Interaktionen z. B. mit Arzneistoffen, die über das Cytochrom P450 Isoenzym CYP2C8 abgebaut werden oder durch aktive renale Sekretion ausgeschieden werden. Die Anwendung von Trimethoprim während der Schwangerschaft, insbesondere während des 1. Trimesters, und bei Frauen im gebärfähigen Alter, die nicht verhüten, wird nicht empfohlen.

10.81 **Vancomycin – Vancomycin®**

■ **Spektrum**

Vor allem Oxacillin-resistente Staphylokokken, Enterokokken, Clostridium difficile, Corynebacterium jeikeium.

- **Dosierungen**

– Erwachsene	2 × 1 g i. v. oder 4 × 0,5 g (nie mehr als 10 mg/min, mindestens über 60 min), 4 × 125 mg p. o. bei Clostridium-difficile-assoziierter Diarrhö
– Kinder > 1. Lebensjahr	40 mg/kg/die i. v. verteilt auf 2–4 Dosen
– Neugeborene >1 Lebenswoche	30 mg/kg/die i. v. verteilt auf 3 Dosen
– Neugeborene	20 mg/kg/die i. v. verteilt auf 2 Dosen (auch bei Körpergewicht unter 1200 g)

Bei Niereninsuffizienz (Erwachsene):

GFR[a]	Max. Dos. (g)	DI (h)
45	0,66	24
18	0,2	24
8	0,1	24

Bei anurischen Patienten beträgt die Initialdosis 15 mg/kg, die Erhaltungsdosis 1,9 mg/kg/die. Bei regelmäßiger Hämodialyse beträgt im Normalfall die Initialdosis 1 g, die Erhaltungsdosis 1 g wöchentlich. Regelmäßige Serumspiegelbestimmungen werden dringend empfohlen bei Patienten mit aggressiver Vancomycin-Therapie und erhöhtem Toxizitätsrisiko. Talspiegel 15–20 µg/ml gemäß IDSA CCID 2009, 49:325–327

Bei Niereninsuffizienz (Kinder):

GFR[a]	Dosis (% der Normaldosis)
40	30
20	10 (1 Einzeldosis)

10	5 (1 Einzeldosis)
Anurie	LD 15 mg/kg (weiter nach Spiegel)

[a]Berechnung der GFR nach Cockroft-Gault s. Umschlaginnenseite

■ **Nebenwirkungen**

Exanthem, anaphylaktoide Reaktionen, Phlebitis, Nephro- und Ototoxizität, Leukopenie, Eosinophilie, Thrombozytopenie, gastrointestinale Störungen.

■ **Kontraindikationen**

Überempfindlichkeit gegen Glykopeptide; bei akuter Anurie oder Vorschädigung des Cochlearapparates nur bei vitaler Indikation.

■ **Bemerkungen**

Spitzenspiegel sollte 40 mg/l nicht überschreiten, Talspiegel sollte zwischen 5 und10 mg/l liegen. Erhöhte Vorsicht bei gleichzeitiger Gabe von Aminoglykosiden und anderen potenziell oto- und nephrotoxischen Substanzen. Die Glykopeptidresistenz von Enterokokken ist genetisch vermittelt und erscheint in drei phänotypisch unterschiedlichen Formen:

— vanA: Resistenz gegen Vancomycin und Teicoplanin
— vanB: Vancomycinresistenz, empfindlich gegenüber Teicoplanin
— vanC: Low-level-Vancomycinresistenz (MHK 8–16 µg/ml), empfindlich gegenüber Teicoplanin

10.82 Voriconazol – VFEND®

■ **Spektrum**

Aspergillus-Spezies, zahlreiche weitere Fadenpilze; Candida-Spezies, teilweise auch bei itraconazol- und fluconazol-resistenten Stämmen; Fusarium, Scedosporium; keine Wirkung bei Mucormykosen.

■ **Dosierungen**

i. v.-Dosierungen:	
– Erwachsene	1. Tag 2 × 6 mg/kg i. v.; ab 2. Tag 2 × 4 mg/kg i. v.
– Kinder (2–12 Jahre)	2 × 9 mg/kg Tag 1 i. v., dann 2 × 8 mg/kg/die
p. o.-Dosierungen:	
– Erwachsene >40 kg	1. Tag 2 × 400 mg p.o.; ab 2. Tag 2 × 200 mg p.o.
– Erwachsene <40 kg	1. Tag 2 × 200 mg p.o.; ab 2. Tag 2 × 100 mg p.o.
– Kinder (2–12 Jahre)	2 × 200 mg p. o. 2 × 9 mg/kg/die p.o. (Maximaldosis: 2 × 350 mg/die p.o.)

Bei Niereninsuffizienz:

Bei einer GFR[a] <50 ml/min kommt es zu einer Kumulation des Lösungsvermittlers β-Cyclodextrin; deshalb sollte oral therapiert werden; bei weiterer i. v.-Therapie engmaschige Kontrolle des Serumkreatinins

[a]Berechnung der GFR nach Cockroft-Gault s. Umschlaginnenseite

■ **Nebenwirkungen**

Gastrointestinale Störungen, reversible Anstiege der Leberenzyme, Hautausschlag; häufiger kurzfristige und reversible
funktionelle Sehstörungen (Verschwommensehen, vermehrte
Lichtempfindlichkeit), selten Anaphylaxie.

■ **Kontraindikationen**

Gabe von Rifampicin, Carbamazepin, Phenobarbital, Ergotal-
kaloide, Sirolimus, Terfenadin, Astemizol, Cisaprid, Pimozid,
Chinidin; Schwangerschaft und Stillperiode; Unverträglichkeit
von Voriconazol und sonstigen Bestandteilen; die gleichzeitige
Anwendung von Cytochrom-P450-Substraten kann in Einzel-
fällen Dosisanpassungen dieser Substrate bzw. von Voriconazol
erforderlich machen.

■ **Bemerkungen**

Bioverfügbarkeit >90 %; gute Liquorgängigkeit, Anwendung
bei zerebralen Aspergillosen möglich; max. Infusions-
geschwindigkeit von 3 mg/kg/h beachten.

10.83 Tagestherapiekosten (◘ Tab. 10.1)

◘ Tab. 10.1 Tagestherapiekosten

Parenterale Antibiotika	Dosierung	Tagesthe-rapiekosten[1]
Amikacin	1 × 1 g	**
Ampicillin	3 × 5 g	*
Ampicillin-Sulbactam	3 × 3 g	*
Benzylpenicillin	4 × 5 Mio. I. E.	*
Cefazolin	2 × 1 g	*
Cefepim	2 × 2 g	**
Cefotaxim	3 × 2 g	**
Ceftazidim	3 × 2 g	***
Ceftriaxon	1 × 2 g	**
Cefuroxim	4 × 1,5 g	*
Ciprofloxacin	3 × 400 mg	***
Clarithromycin	2 × 500 mg	**
Clindamycin	3 × 600 mg	**
Daptomycin	1 × 350 mg	***
Doxycyclin	2 × 100 mg	*
Ertapenem	1 × 1 g	**
Erythromycin	2 × 1 g	**
Flucloxacillin	3 × 4 g	**
Fosfomycin	3 × 5 g	**

(Fortsetzung)

◘ Tab. 10.1   (Fortsetzung)

Parenterale Antibiotika	Dosierung	Tagestherapiekosten[1]
Gentamicin	3 × 80 mg	*
Imipenem	3 × 1 g	***
Levofloxacin	1 × 750 mg	**
Linezolid	2 × 600 mg	***
Meropenem	3 × 1 g	***
Metronidazol	3 × 500 mg	*
Mezlocillin	3 × 3 g	**
Moxifloxacin	1 × 400 mg	**
Piperacillin	3 × 4 g	**
Piperacillin-Tazobactam	3 × 4,5 g	**
Rifampicin	1 × 600 mg	*
Teicoplanin	1 × 400 mg	***
Tigecyclin	2 × 50 mg	***
Tobramycin	1 × 240 mg	*
Cotrimoxazol	2 × 960 mg	*
Vancomycin	2 × 1 g	**
Antimykotika	Dosierung	Tagestherapiekosten[a]
Amphotericin B	1 × 50 mg	**
Amphotericin B liposomal	1 × 200 mg	*****
Anidulafungin i. v.	1 × 100 mg	****

(Fortsetzung)

◘ Tab. 10.1 (Fortsetzung)

Parenterale Antibiotika	Dosierung	Tagesthe-rapiekosten[1]
Caspofungin	1 × 50 mg	****
Fluconazol i. v.	1 × 400 mg	*
Fluconazol p. o.	1 × 200 mg	*
Flucytosine	4 × 2500 mg	***
Isavuconazol i. v.	1 × 200 mg	****
Isavuconazol p. o.	1 × 200 mg	**
Itraconazol i. v.	2 × 200 mg	****
Itraconazol p. o.	2 × 200 mg	*
Micafungin i. v.	1 × 100 mg	****
Posaconazol i. v.	2 × 400 mg	*****
Posaconazol p. o.	1 × 100 mg	*
Voriconazol i. v.	2 × 300 mg	****
Voriconazol p. o.	2 × 200 mg	**

*≤50 €; **≤100 €; ***≤200 €; ****≤400 €; *****≤800 €.n
[a]Apothekenverkaufspreis in €

Antibiotikatherapie der wichtigsten Infektionen bei Kindern und Erwachsenen

© Springer-Verlag GmbH Deutschland, ein Teil von
Springer Nature 2019
U. Frank, *Antibiotika am Krankenbett 2019 – 2020*, 1x1 der Therapie,
https://doi.org/10.1007/978-3-662-58338-8_11

Im Folgenden werden Antibiotikadosierungen nur angegeben, wenn sie von den Dosierungsempfehlungen in ▶ Kap. 10 abweichen.

11.1 Adnexitis

Salpingitis (▶ Abschn. 11.58).

11.2 Aktinomykose

- **Erreger**

Actinomyces-Spezies (v. a. Actinomyces israelii).

- **Primäre Therapie**

Penicillin G 10–20 Mio. I. E./die i. v. oder Ampicillin 200 mg/kg/die i. v. in 3–4 Dosen für 4–6 Wochen, anschließend Penicillin V 2–4 g/die in 4 Dosen p. o. oder Amoxicillin 3 × 500 mg p. o. für 6–12 Monate.

- **Alternativen**

Doxycyclin, Clindamycin, Ceftriaxon; bei Penicillinallergie oder Schwangerschaft: Erythromycin, Roxithromycin.

- **Bemerkungen**

Häufig chirurgische Intervention in Kombination mit Antibiotikatherapie notwendig. Behandlungsdauer 6–12 Monate bei thorakalen oder abdominalen Aktinomykosen; 3–4 Wochen bei zervikofazialen Formen.

11.3 Amöbiasis

- **Erreger**

Entamoeba histolytica (nicht Entamoeba dispar).

- **Therapie (intestinale Form)**

Metronidazol 3 × 500–750 mg p. o. 10 Tage, dann Paromomycin 3 × 500 mg p. o. für 7 Tage.

- **Bemerkungen**

Asymptomatische Ausscheider von E. histolytica sollten wegen der Gefahr der Gewebsinvasion ebenfalls behandelt werden (nur mit Paromomycin 3 × 500 mg für 7 Tage; Darmlumen-Amöbizid zur Rezidivprophylaxe). Bei schweren oder extraintestinalen Infektionen (z. B. Leberabszess) Beginn mit Metronidazol i. v. für 10 Tage, dann Paromomycin für 7 Tage. Bei Abszessen >3 cm kann Nadelaspiration erforderlich werden.

11.4 Amnionitis, septischer Abort

- **Häufigste Erreger**

Bacteroides und andere Anaerobier, Streptokokken der Gruppen A und B, Enterobakterien, C. trachomatis.

- **Primäre Therapie**

Ampicillin/Sulbactam + Doxycyclin.

- **Alternativen**

Ceftriaxon + Clindamycin, Ertapenem + Doxycyclin (Bemerkungen).

- **Bemerkungen**

Doxycyclin in Schwangerschaft kontraindiziert.

11.5 **Arthritis**

- **Häufigste Erreger**
- Erwachsene: S. aureus, Gonokokken, Kingella kingae;
- postop. oder nach Gelenkpunktion: S. epidermidis (40 %), S. aureus (20 %), Streptokokken, Pseudomonas
- chronische Monarthritis: Brucellen, Mykobakterien, Nokardien, Pilze
- nach Fremdkörperimplantation: S. aureus, S. epidermidis
- bei Kindern (ohne Osteomyelitis): S. aureus, A-Streptokokken, Pneumokokken, Kingella kingae, H. influenzae, andere gramnegative Keime
- bei Säuglingen: S. aureus, Enterobakterien, B-Streptokokken, Gonokokken

- **Primäre Therapie**
- Erwachsene: Flucloxacillin + Cephalosporin (3. Gen.)
- Nach Gelenkspunktion: Vancomycin + Cephalosporin (3. Gen.)
- Chronische Monarthritis: nach Erreger
- Kinder und Säuglinge: Flucloxacillin + Cephalosporin (3. Gen.)

- **Alternativen**
- Erwachsene: Flucloxacillin + Ciprofloxacin
- Kinder und Säuglinge: Flucloxacillin + Aminoglykosid

- **Bemerkungen**
Grampräparat bzw. Methylenblau-Präparat des Eiters und Blutkulturen geben in den meisten Fällen wichtige Hinweise auf den Erreger. Chirurgische Konsultation und evtl. Intervention nötig. Bei hoher MRSA-Rate: Vancomycin statt Flucloxacillin. Intraartikuläre Instillation von Antibiotika nicht empfohlen. Therapiedauer (2–)3 Wochen bei Erwachsenen bzw. (3–)4 Wochen bei

Kindern und Säuglingen; 4–6 Wochen bei Protheseninfektion. Bei monoartikulärer Arthritis: bei Hinweis auf S.aureus in der Gramfärbung Flucloxacillin oder 2. Generation Cephalosporine; wenn die Gramfärbung negativ ist: 3. Generation Cephalosporine, z. B. Ceftriaxon, Cefotaxim, Ceftizoxim. Bei Gonokokken-Arthritis: Ceftriaxon 1 g für 7–10 Tage.

11.6 Aspergillose

- **Erreger**

Aspergillus-Spezies.

- **Primäre Therapie (Erwachsene)**

Siehe Invasive Aspergillose-Behandlungspfad (nach Cornely et al. 2018; ◘ Abb. 11.1).

Ohne vorherige Posaconazol-Prophylax: Voriconazol (2×6 mg/kg i. v. an Tag 1, dann 2×4 mg/kg i. v. oder 2×200 mg p. o. bei ≥ 40 kg KG bzw. 2×100 mg p. o. bei ≤ 40 kg KG.

Nach vorheriger Posaconazol-Prophylaxe: Liposomales Amphotericin B 3–5 mg/kg/die i. v.

- **Primäre Therapie (Kinder)**

Voriconazol 2×5–7 mg/kg i. v.; Caspofungin 50 mg/m² pro Tag.

- **Alternativen**

Ohne vorherige Posaconazol-Propylaxe: Isavuconazol: Initialdosis: 3×200 mg/die für 48 h, dann Erhaltungsdosis: 1×200 mg/die oder Posaconazol initial 4×200 mg, dann 2×400 mg p. o. nach Stabilisierung.

Nach vorheriger Posaconazol-Prophylaxe: Caspofungin (70 mg i. v. an Tag 1, dann 50 mg/die i. v.).

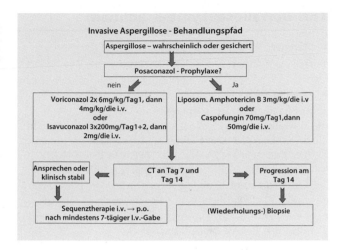

Abb. 11.1   Invasive Aspergillose-Behandlungspfad. (nach Cornely et al. 2018)

- **Bemerkungen**

Kombinationstherapie bei Azolresistenz: Voriconazol + Echinocandin.

11.7 **Bakteriurie (asymptomatisch)**

- **Häufigste Erreger**

Verschiedene Erreger, meist gramnegativ.

- **Primäre Therapie**

Antibiotika nicht indiziert (Ausnahme: Schwangerschaft, Immunsuppression, vor und nach urologischen Eingriffen [aufgrund von Obstruktionen]. Therapie basierend auf Kultur und Antibiogramm).

11.8 Borreliose (Lyme-Krankheit)

■ **Erreger**
Borrelia burgdorferi.

■ **Therapie**
Erythema migrans, Fazialisparese
━ Erwachsene: Doxycyclin 2 × 100 mg p. o. oder Amoxicillin
  3 × 500 mg p. o. oder Cefuroximaxetil 2 × 500 mg p. o. oder
  Erythromycin 4 × 250 mg p. o., jeweils 14 Tage
━ Kinder: Amoxicillin 50 mg/kg/die p. o. in 3 Dosen oder
  Cefuroximaxetil 30 mg/kg/die p. o. in 2 Dosen oder Erythro-
  mycin 30 mg/kg/die p. o. in 3 Dosen, jeweils 14–21 Tage

Karditis (p. o. bei AV-Block I, sonst i. v.)
━ Erwachsene: Ceftriaxon 1 × 2 g i. v. oder Penicillin G
  24 Mio. I. E./die i. v. oder Doxycyclin 2 × 100 mg p. o. oder
  Amoxicillin 3 × 250–500 mg p. o., jeweils 14–21 Tage
━ Kinder: Ceftriaxon 75–100 mg/kg/die i. v. in 1 Dosis
  oder Penicillin G 300.000 I. E./kg/die i. v. in 4–6 Dosen
  oder Amoxicillin 50 mg/kg/die p. o. in 3 Dosen, jeweils
  14–21 Tage

Meningitis, Enzephalitis
━ Erwachsene: Ceftriaxon 1 × 2 g i. v. oder Penicillin G
  20 Mio. I. E./die i. v., jeweils 14–28 Tage
━ Kinder: Ceftriaxon 100 mg/kg/die i. v. in 1 Dosis oder Penicillin G 300.000 I. E./die in 4–6 Dosen, jeweils 14–28 Tage

Arthritis
━ i. v.-Therapie wie Meningitis oder p. o.-Therapie mit
  Doxycyclin oder Amoxicillin (p. o. aber 30–60 Tage) oder
  Ceftriaxon 1 × 2 g i. v. 14–28 Tage

- **Bemerkungen**

Antibiotikatherapie in der Frühphase (entzündeter Zeckenbiss, Erythema chronicum migrans) kann Spätkomplikationen
verhindern. Möglicherweise verhindert die Einmalgabe von
200 mg Doxycyclin p. o. nach Zeckenbiss die Borreliose,
allerdings erscheint die Prophylaxe nur in besonderen Situ-
ationen gerechtfertigt (lange Verweildauer vollgesogener
Zecken ≥24 h, Hochendemiegebiete). Serologie in der Frühphase häufig negativ, daher bei klinischem Verdacht erneute
Serologie 2 Wochen später; Therapie bei klinischem Verdacht
in Kombination mit pos. Serologie (erhöhte IgM-Titer). Keine
Therapie bei asymptomatischer Seropositivität.

11.9 Bronchitis

- **Häufigste Erreger**
- Akute Bronchitis: meist Viren
- Chronische Bronchitis (akute Exazerbation): bis 50 % viral
  bedingt, Pneumokokken, Streptokokken, H. influenzae,
  Moraxella catarrhalis, M. pneumoniae

- **Therapie**
- Erwachsene: akute Bronchitis (Viren): keine Antibiotika-
  therapie notwendig
- Chronische Bronchitis (akute Exazerbation): Amoxicillin/
  Clavulansäure, Ampicillin/Sulbactam, Azithromycin, Clari-
  thromycin, Chinolon (Gr. IV) 5(–10) Tage
- Bei Bronchiektasen: Pseudomonas-wirksames Antibiotikum
- Kinder: Oralpenicilline, Oralcephalosporine, Erythromycin
  7 Tage (Chemotherapie wegen meist viraler Genese häufig
  überflüssig)
- Säuglinge: Chemotherapie (Penicilline) nur bei Otitis media
  und Bronchopneumonie nötig für 7 Tage, meist virale Genese

- **Bemerkungen**
- Bei andauerndem Husten >14 Tage an Bordetella pertussis denken (auch bei Erwachsenen). Penicillinresistenz von Pneumokokken bei MHK 2 mg/l; partiell resistent bei MHK $\geq$0,125 mg/l. In beiden Fällen Cefotaxim, Ceftazidim, Ceftriaxon, Chinolone (Gr. III, IV), Telithromycin.
- Klinische Studien zeigten unterschiedliche Ergebnisse mit Antibiotika bei chronischer Bronchitis. Patienten mit mittelgradigen bis schweren Episoden (FEV <50 %, CRP-Anstieg) profitieren von der Therapie.
- Bei andauerndem Husten >14 Tage an Bordetella pertussis denken (auch bei Erwachsenen). Penicillinresistenz von Pneumokokken bei MHK 2 mg/l; partiell resistent bei MHK $\geq$0,125 mg/l. In beiden Fällen Cefotaxim, Ceftazidim, Ceftriaxon, Chinolone (Gr. III, IV), Telithromycin. Die aktuellen Resistenzraten von Pneumokokken variieren in den unterschiedlichen europäischen Ländern.
- **Aktuelle Pneumokokkenresistenz in Deutschland:** Penicillin partiell resistent 2,0 %, Penicillin resistent 2,5 %, Eythromycin partiell resistent 0,3 % bzw. Erythromycin resistent 12,4 % (ARS 2017).

11.10 **Brucellose**

- **Häufigste Erreger**

Brucella abortus (Morbus Bang), Brucella melitensis (Malta-Fieber).

- **Primäre Therapie**
- Erwachsene und Kinder >8 Jahre:
  - 600–900 mg/die Rifampicin p. o. + 2 × 100 mg Doxycyclin p. o. 6 Wochen

- Gentamicin 5 mg/kg i. v. für 7 Tage + 2 × 100 mg Doxycyclin p. o. 6 Wochen
— Kinder <8 Jahre: 2 × 5 mg/kg/die Cotrimoxazol für
  6 Wochen + Gentamicin 5 mg/kg/die für 2 Wochen

- **Alternativen**

Erwachsene und Kinder >8 Jahre: 2 × 100 mg Doxycyclin p. o.
für 6 Wochen + 1 g/die Streptomycin i. m. für 2 Wochen; Cotrimoxazol p. o. 4 × 1 DS (160 mg TMP/800 mg SMX) + Rifampicin 900 mg/die p. o. für 4 Wochen.

11.11 **Candidiasis**

- **Erreger**

Candida-Spezies.

- **Therapie**
— Haut: Amphotericin B, Clotrimazol, Miconazol, Nystatin
  lokal 3–4 × täglich 7–14 Tage
— Soor: Nystatin oral oder Fluconazol 100–200 mg/die p. o.
— Ösophagitis: Fluconazol 200–400 mg p. o.; bei hart-
  näckiger Erkrankung: Itraconazol 200 mg p. o., Posaconazol
  2 × 400 mg p. o., Voriconazol 2 × 200 mg p. o. oder Amphotericin B orale Suspension oder Caspofungin 70 mg i. v. am
  1. Behandlungstag, danach 50 mg i. v. oder Anidulafungin
  200 mg i. v. am 1. Behandlungstag, danach 100 mg i. v. oder
  Micafungin 150 mg i. v. (LD nicht erforderlich)
— Harntrakt: in der Regel Katheterbesiedelung; deshalb 40 %
  Spontanheilung bei Katheterentfernung; Therapie nur bei
  symptomatischer Harnwegsinfektion, in der Neutropenie,
  nach Nierentransplantation oder vor urologischen Eingriffen: Fluconazol 200 mg/die i. v./p. o. oder Amphotericin B 0,5 mg/kg/die i. v., jeweils 7–10 Tage

━ Candidämie (klinisch stabil): ZVK entfernen bzw. wechseln,
Fluconazol 800 mg/die i. v. am 1. Behandlungstag dann
400 mg i. v., dann p. o. für mindestens 2 Wochen nach der
letzten negativen Blutkultur, alternativ liposomales Amphotericin B 3–5 mg/kg/die oder Voriconazol 2 × 400 mg p. o.
am 1. Behandlungstag, danach 200 mg

━ Candidämie (klinisch instabil, Therapieversagen, Neutropenie): Siehe Invasive Candidiasis- Behandlungspfad nach
Koehler et al. 2014, ◘ Abb. 11.2): Caspofungin 70 mg am

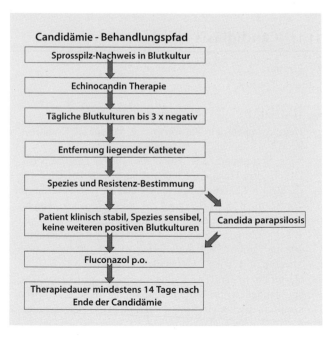

◘ **Abb. 11.2**   Invasive Candidiasis- Behandlungspfad. (nach Koehler
et al. 2014)

1.Tag, 50 mg ab Tag 2 oder Anidulafungin 200 mg i. v. am
1. Tag, dann 100 mg/die i. v. oder Micafungin 100 mg/die
i. v.; bei sensibler Candida Spezies, drei negativen Blutkulturen und klinisch stabilem Bild: Fluconazol 800 mg
(12 mg/kg) am 1. Behandlungstag, dann 400 mg (6 mg/kg)
i. v.; alternativ Voriconazol 2 × 6 mg/kg i. v. an Tag 1, dann
2 × 3 mg/kg i. v. Alternative Behabdlungsoptionen: Liposomales Amphotericin B 3 mg/kg/die i. v. oder Amphotericin
B 0,5–0,6 mg/kg/die i. v.
— Endokarditis, schwere Fälle, metastatische Absiedelungen:
liposomales Amphotericin B 3–5 mg/kg/die i. v. ± Flucytosin 4 × 25 mg/kg/die p. o.; Amphotericin B Deoxycholat
0,6–1 mg/kg/die i. v. ± Flucytosin 4 × 25 mg/kg/die p. o.,
Caspofungin 70 mg i. v. am 1. Tag, dann 50 mg i. v. oder
Anidulafungin 200 mg i. v. am 1. Tag, dann 100 mg/die ab
Tag 2 oder Micafungin 100–150 mg/die i. v.

- **Bemerkungen**
— Cave! Antazida. Bei Azolderivaten (Ausnahme: Fluconazol)
ist ein saurer Magen-pH zur Resorption notwendig
— Fluconazol ist unwirksam bei C. krusei und nur schwach
wirksam bei C. glabrata
— Eine vorausgegangene Fluconazoltherapie beeinträchtigt die
Wirksamkeit von Amphotericin B auf C. albicans
— Bei Amphotericin-Unverträglichkeit: AmBisome® (sehr
teuer!) oder Amphotericin B in Glucose 5 % lösen, dann in
250 ml 20 % Intralipid® applizieren
— Prädisponierende Faktoren für eine Candidiasis: Diabetes mellitus, immunsuppressive Therapie, abgeschwächte
körpereigene Abwehr (z. B. AIDS), Breitspektrum-Anti-
biotikatherapie, Dauerkatheter; bei einer Harntrakt-Can-
didiasis immer Blasendauerkatheter entfernen (Sprosspilze
befinden sich im Kathetermaterial und sind für anti-
mykotische Substanzen nicht zugänglich)

- Die Candida-Endokarditis entsteht meist bei künstlichen Herzklappen, die Entfernung des infizierten Klappenersatzes ist fast immer notwendig
- Bei allen systemischen Candida-Infektionen an metastatische-septische Herde denken (Endophthalmitis – ophthalmologisches Konsil)

11.12 **Cholangitis/Cholezystitis**

▪ **Häufigste Erreger**

Enterobakterien, Enterokokken, Clostridium-Spezies, Bacteroides, Ps. aeruginosa.

▪ **Primäre Therapie**

Ampicillin/Sulbactam, Piperacillin/Tazobactam. Oder (in schweren Fällen) Imipenem oder Meropenem.

▪ **Alternativen**

Cephalosporine (3. Gen.) + Metronidazol.

▪ **Bemerkungen**

- Cave! biliäres Sludge-Phänomen bei Ceftriaxon.
- Ps.-aeruginosa-wirksame Antibiotika bei Patienten mit Stent, nach Endoskopie oder chirurgischem Eingriff.
- Bei lebensbedrohlichen Verläufen: vorzugsweise Carbapeneme.

11.13 **Diabetischer Fuß**

▪ **Häufigste Erreger**

Aerob-anaerobe Mischinfektionen, am häufigsten S. aureus, Ps. aeruginosa, E. coli, B. fragilis.

- **Primäre Therapie**
- Mit lokalen Entzündungszeichen: Ampicillin/Sulbactam
  plus Cotrimoxazol, Chinolon (Gr. IV)
- Mit lokalen Entzündungszeichen und systemischer
  Beteiligung: Carbapenem + Vancomycin

- **Alternativen**
- Mit lokalen Entzündungszeichen: Piperacillin/Tazobac-
  tam (Sulbactam) plus Cotrimoxazol, Chinolon (Gr. II,
  III) + Clindamycin oder Fosfomycin
- Mit Entzündungszeichen und systemischer Beteiligung:
  Chinolon (Gr. III, IV) + Vancomycin. Wenn induziert, bei
  grampositiven Keimen (einschließlich MRSA) alternativ
  auch Linezolid oder Daptomycin

- **Bemerkungen**
- Osteomyelitis ausschließen
- Gefäßchirurgische Maßnahmen meistens erforderlich
- Sequenztherapie möglich: 1–2 Wochen i. v., dann 3 Wochen
  p. o.

11.14 Diphtherie

- **Erreger**
Corynebacterium diphtheriae.

- **Primäre Therapie**
Penicillin G 7–14 Tage + Antitoxin.

- **Alternativen**
Erythromycin + Antitoxin.

11.15 **Divertikulitis**

■ **Häufigste Erreger**

Enterobakterien, Ps. aeruginosa, Bacteroides-Spezies, Enterokokken.

■ **Primäre Therapie**
— Leichter Verlauf, ambulant: Cotrimoxazol plus Metronidazol p. o.
— Leichter Verlauf, stationär: Ampicillin/Sulbactam i. v. oder Piperacillin/Tazobactam
— Schwerer Verlauf: Imipenem oder Meropenem

■ **Alternativen**
— Amoxicillin/Clavulansäure p. o.
— Moxifloxacin i. v.; oder Ertapenem i. v.
— Ampicillin + Metronidazol + Ciprofloxacin i. v., oder Ceftolozan/Tazobactam oder Ceftazidim/Avibactam

■ **Bemerkungen**

Pathogenetische Bedeutung von Enterokokken umstritten; u. U. ist eine Enterokokken-wirksame Therapie nur bei Patienten mit Endokarditisrisiko notwendig. Peritonitis ausschließen. Therapiedauer in der Regel 7–10 Tage.

11.16 **Endokarditis (akute, bakterielle)**

■ **Häufigste Erreger**
— Erwachsene:
    — mit Pneumonie oder Meningitis: S. aureus, Pneumokokken, A-Streptokokken
    — bei i. v.-Drogenabusus: S. aureus, Ps. aeruginosa, Enterokokken, Candida albicans

━ Endokarditis bei künstl. Herzklappen:
  ━ <6 Monate postop.: S. epidermidis, S. aureus, diphtheroide Keime, Candida albicans
  ━ >6 Monate postop.: Viridans-Streptokokken, Enterokokken, S. aureus, gramneg. Keime
━ Kinder: Viridansstreptokokken, Enterokokken, Staphylokokken, Pneumokokken, Gruppe-A-Streptokokken

■ **Therapie**
▶ Kap. 12.

11.17 Endometritis

■ **Häufigste Erreger**
━ 1–48 h postpartum: Amnionitis (▶ Abschn. 11.4)
━ 48 h bis 6 Wochen postpartum: C. trachomatis; M. hominis

■ **Primäre Therapie**
━ Amnionitis (▶ Abschn. 11.4)
━ Doxycyclin 2 × 100 mg i. v. oder p. o. 14 Tage

■ **Bemerkungen**
Bei Gabe von Tetracyclinen: Abstillen!

11.18 Endophthalmitis

■ **Häufigste Erreger**
a) Nach Trauma oder OP: S. epidermidis (60 %), S. aureus, Streptokokken, Ps. aeruginosa; Propionibakterien und koagulasenegative Staphylokokken bei chronischem Verlauf

b) Endogen (hämatogen): Pneumokokken, Meningokokken, S. Aureus

c) Antibiose, liegende Katheter: Candida-Spezies, Aspergillus-Spezies

- **Primäre Therapie zu o. g. Punkt**

a) Vancomycin + Amikacin (beides intravitreal) oder Vanco-mycin + Ceftazidim (beides intravitreal oder in schweren Fällen auch systemisch)

b) Cephalosporin (3. Gen.) (systemisch) + Vancomycin (syste-misch und intravitreal)

c) Amphotericin B oder Voriconazol intravitreal, bei mäßig bis schwerer Infektion auch systemische Therapie

- **Bemerkungen**
- Notfall: bei schweren Verläufen innerhalb von 24 h Verlust des Augenlichts möglich
- Diabetes mellitus, chronische Niereninsuffizienz, Immun-suppression, Drogenabusus: Pilz-Endophthalmitis aus-schließen
- Intravitreale Instillation nach Vitrektomie nach 2–3 Tagen wiederholen
- Cave! Retinotoxizität bei der intravitrealen Applikation von Amikacin
- Dosierung bei intravitrealer Therapie:
  - Amikacin 0,4 mg/0,1 ml
  - Ceftazidim 2 mg/0,1 ml
  - Vancomycin 1 mg/0,1 ml
  - Amphotericin B 5–7,5 µg/0,1 ml
  - Voriconazol 100 µg/0,1 ml

11.19 Enterokolitis (pseudomembranöse, Clostridium-difficile-assoziierte Diarrhö „CDAD")

■ **Erreger**

Clostridium difficile (v. a. nach Antibiotika-Therapie).

■ **Therapie**

— In einfachen Fällen: Metronidazol 3 × 400 mg p. o. für 10 Tage, Absetzen der auslösenden Antibiose, keine spezifische Therapie

— In schweren Fällen: Vancomycin 4 × 125–250 mg p. o. für 10 Tage

— In schweren Fällen mit Komplikationen + Metronidazol 3 × 500 mg i. v. für 10 Tage + Vancomycin-Retentionseinläufe 4 × täglich intrakolonisch 500 mg (ad 100 ml Kochsalzlösung + ggf. 2 × 50 mg Tigecyclin mg i. v. für 10 Tage)

— Erstes Rezidiv: Vancomycin 4 × 125–250 mg p. o. für 10 Tage oder Fidaxomicin 2 × 200 mg p. o. für 10 Tage

— Multiple Rezidive: Vancomycin mit Reduktionsschema: 1) Woche: 4 × 125 mg/die p. o., 2) Woche: 3 × 125 mg/die p. o., 3) Woche: 2 × 125 mg/die p. o., 4) Woche: 1 × 125 mg/ die p. o. Rescue-Therapie: (Koloskopische) Stuhlübertragung in erfahrenem Zentrum, nach Vortherapie mit Vancomycin, 4 × 500 mg p. o. (4 Tage)

■ **Bemerkungen**

Da Rezidive nicht mit der Entwicklung von Resistenzen zusammenhängen, kann erneut Metronidazol oder Vancomycin oral verabreicht werden (gleiche Therapie für die gleiche Dauer).

11.20 **Epididymitis**

- **Häufigste Erreger**
- <35 Jahre: Gonokokken, Chlamydien
- >35 Jahre: Enterobakterien

- **Primäre Therapie**
- <35 Jahre: 250 mg Ceftriaxon i. m. als Einmalgabe + 2 × 100 mg Doxycyclin p. o. 10 Tage
- >35 Jahre: Ciprofloxacin, Ofloxacin, jeweils 10–14 Tage p. o.
  oder i. v.

- **Alternativen**
- <35 Jahre: Chinolone (Gr. I, II) p. o. 10 Tage
- >35 Jahre: Ampicillin/Sulbactam, Piperacillin/Tazobactam,
  Cephalosporine (3. Gen.)

11.21 **Epiglottitis**

- **Häufigste Erreger**
H. influenzae, S. pyogenes, Pneumokokken, S. aureus.

- **Primäre Therapie**
Cefuroxim, Cefotaxim, Ceftriaxon.

- **Alternativen**
Ampicillin/Sulbactam, Cotrimoxazol.

- **Bemerkungen**
Häufigste Erreger bei Erwachsenen: A-Streptokokken; Therapie
wie oben.

11.22 **Erysipel**

■ **Häufigste Erreger**
A-Streptokokken; selten: Staphylokokken.

■ **Primäre Therapie**
– Penicillin G 10–20 Mio. I. E./die i. v. in schweren Fällen
– Oralpenicilline 3 Mio. I. E./die 10 Tage für leichte Verläufe,
  Benzathin-Penicillin 1 × i. m., Cephalosporine

■ **Alternativen**
– Bei Penicillinallergie: Makrolide (Azithromycin)
– Bei Staphylokokkennachweis: Flucloxacillin

■ **Bemerkungen**
Bei häufigen Rezidiven ist eine einmalige Prophylaxe mit Benzathinpenicillin i. m. alle 3–4 Wochen indiziert.

11.23 **Gasbrand**

■ **Erreger**
Toxinbildende Clostridien, v. a. C. perfringens.

■ **Primäre Therapie**
Penicillin G 24 Mio. I. E./die i. v. (in 4–6 Dosen) + Clindamycin 3 × 900 mg i. v.

■ **Alternativen**
Ceftriaxon 2 × 2 g i. v., Erythromycin 4 × 1 g i. v.

■ **Bemerkungen**

Chirurgische Konsultation und Intervention nötig. Clindamycin reduziert Toxinbildung. Hyperbare Sauerstofftherapie in Diskussion.

11.24 **Gastroenteritis**

■ **Häufigste Erreger**

— Blut, Schleim und Leukozyten im Stuhl: Campylobacter jejuni, Salmonellen, Shigellen, Amöben, Clostridium difficile, EHEC (= enterohämorrhagische E. coli O 157:H7; hämolytisch-urämisches Syndrom), Yersinia enterocolitica

— Keine Leukozyten im Stuhl: Viren (90 % Noroviren, selten Rotaviren bei Erwachsenen), selten: ETEC = enterotoxinbildende E. coli, Vibrionen, Protozoen

— Reisen in Russland, Amerika, Asien, Afrika: Campylobacter, Shigellen, Salmonellen, V. cholerae, Lamblien, Cyclospora cayetanensis

■ **Primäre Therapie**

— Erwachsene:

   — Enteritissalmonellen: in der Regel keine Antibiotika. Immer Wasser und Elektrolyte ersetzen, bei abwehrgeschwächten Patienten mit Fieber und schwerer Diarrhö: Quinolone oder Azithromycin für 7–14 Tage

   — Shigellen: Chinolone (nach Antibiogramm), Makrolide (Azithromycin)

   — Campylobacter jejuni: in umkomplizierten Fällen keine Antibiotikatherapie; sonst Azithromycin, Erythromycin, Ciprofloxacin

   — Yersinia enterocolitica: keine Antibiotika, bei schwerer (systemischer) Erkrankung: Ceftriaxon, Ciprofloxacin, Cotrimoxazol

— Amöben: Metronidazol + lumenwirksames Medikament
(Amöbiasis: ▶ Abschn. 11.3)
— Lamblien: Metronidazol
— Vibrio cholerae: Azithromycin 1 g p. o. als Einmalgabe,
Rehydrierung
— Cyclosporidien: Cotrimoxazol
— Clostridium difficile: Enterokolitis (▶ Abschn. 11.19)
— Kinder:
  — Enteritissalmonellen: keine Antibiotika
  — Behandlung nur bei Säuglingen, Kindern mit sept.
  Krankheitsbildern und Patienten mit eingeschränkter
  Abwehr mit Cotrimoxazol oder Amoxicillin 5–7 Tage
  — EPEC: keine Chemotherapie oder Colistin p. o. 5–7 Tage
  — EHEC: keine Antibiotika, Rehydrierung, keine Motilitäts-
  hemmer
  — Campylobacter jejuni: in umkomplizierten Fällen keine
  Antibiotikatherapie; sonst: Azithromycin 3 × 500 mg p. o.
  für 3 Tage, Erythromycin 4 × 500 mg p. o. für 5 Tage
— Säuglinge:
  — Enteropathogene E. coli: keine Antibiotika, ggf. Colistin,
  Polymyxin B oral 5 Tage
  — Bei EHEC: Antibiotika kontraindiziert

- **Alternativen**
— Erwachsene:
  — Shigellen: Cotrimoxazol (nach Antibiogramm), Azithro-
  mycin
  — Campylobacter jejuni: Tetracycline, Azithromycin
  — Yers. enterocolitica: Cotrimoxazol
— Kinder: Campylobacter jejuni: Azithromycin, Amoxicillin
  — C. fetus: Gentamicin, Ceftriaxon, Ampicillin

- **Bemerkungen**
- Enteritissalmonellen (z. B. Salmonella enteritidis, Salmonella typhimurium) *nicht antibiotisch behandeln!* Antibiotikatherapie nur bei Säuglingen, Patienten mit massiv eingeschränkter körpereigener Abwehr und bei Patienten über 70 Lebensjahren indiziert. Bei Erwachsenen: 2 × 500 mg Ciprofloxacin, 1 × 500 mg Levofloxacin p. o. 5 Tage lang (Vorsicht: Resistenz). Bei asymptomatischen Enteritissalmonellenausscheidern nur in Ausnahmefällen (z. B. Lebensmittelgewerbe) Therapieversuch mit Ciprofloxacin 2 × 500 mg p. o. 5 Tage
- Antibiotikatherapie bei Dauerausscheidern von Salmonella typhi und paratyphi B: 3 Monate 2 × 2 Tbl. Cotrimoxazol oder 2 Wochen 2 × 750 mg Ciprofloxacin
- Reisediarrhoe: Ciprofloxacin 750 mg oder 500 mg Levofloxacin oder 1 g Azithromycin (bes. bei Reisen in Süd-Ost-Asien) als Einmalgabe. In schweren Fällen 2 × 500 mg Ciprofloxacin p. o. für 3 Tage; Loperamid bei blutig-schleimiger Diarrhö kontraindiziert
- Shigellen: Cave! Zunehmende Resistenz; deshalb möglichst Therapie nach Antibiogramm
- Unkomplizierte Campylobacter-jejuni-Infektionen nicht behandeln (Zunahme von Chinolon- und Erythromycinresistenz)
- Infektionen mit E. coli O 157:H7 (EHEC, hämolyt.-urämisches Syndrom) nie antibiotisch behandeln
- Amöben: Amöbiasis (▶ Abschn. 11.3)
- Cyclosporidia cayetanensis: 7 Tage Cotrimoxazol forte 2 × täglich, bei HIV 4 × täglich 10 Tage

11.25 **Gonorrhoe**

- ▪ **Erreger**

Neisseria gonorrhoeae.

- ▪ **Therapie (unkomplizierte Zervizitis, Urethritis, Proktitis)**

Ceftriaxon 1 × 125 mg i. m., Cefotaxim 1 × 500 mg i. m., Cefixim 1 × 400 mg p. o. (wegen der häufigen Mischinfektion mit Chlamydia trachomatis wird empfohlen, zusätzlich Doxycyclin 2 × 100 mg p. o. für 7 Tage oder Azithromycin 1 g p. o. als Einzeldosis zu geben).

- ▪ **Therapie (disseminierte Infektion)**

Ceftriaxon 1 × 2 g i. v. oder Cefotaxim 3 × 1 g i. v. bis 24 h nach klinischer Besserung, dann 7 Tage weiter mit Cefixim 2 × 400 mg p. o. Zusätzlich Doxycyclin oder Azithromycin wegen Chlamydien (oben).

- ▪ **Bemerkungen**

Grampräparat bzw. Methylenblau-Präparat geben in vielen Fällen wichtige Hinweise auf Erreger. Sexualpartner mitbehandeln!

11.26 **Harnwegsinfektion**

- ▪ **Häufigste Erreger**

E. coli, andere Enterobakterien, Enterokokken, S. saprophyticus (junge Frauen und Kinder).

- ▪ **Primäre Therapie**

Unkomplizierte Harnwegsinfekte: Fosfomycin-Trometamol 8 g Granulat p. o. (Einmalgabe), Nitrofurantoin 2 × 100 mg p. o.

für 5 Tage, Alternativen: Ciprofloxacin 2 × 500 mg p. o. für
3–5 Tage, Cefuroxim-Axetil 2 × 500 mg p. o. über 3 Tage, Nitroxolin (▶ Abschn. 10.58), Pivmecillinam (▶ Abschn. 10.66).

■ **Bemerkungen**
— Mikroskopische und bakteriologische Urinkontrolle
  3–5 Tage nach Beginn der Chemotherapie (Urin muss dann
  steril sein).
— Katheter-assoziierte Harnwegsinfektion: systemische antibiotische Prophylaxe ist bei Patienten mit Blasenkatheter
  nicht routinemäßig durchzuführen. 7 Tage ist die empfoh-
  lene Dauer der antibiotischen Therapie bei Patienten mit
  Katheter-assoziierter Harnwegsinfektion sowie schnellem
  Ansprechen und 10–14 Tage bei denjenigen mit ver-
  zögertem Ansprechen. Ein 5-tägiges Therapieschema mit
  Levofloxacin darf nur bei nicht schwerkranken Patienten
  erwogen werden. Eine 3-tägige antibiotische Therapie kann
  bei Frauen <65 Jahre ohne Symptome einer oberen Harnwegsinfektion nach Katheterentfernung erwogen werden.
  — **Komplizierte Harnwegsinfekte:** Cotrimoxazol
    2 × 160 mg TMP/800 mg SMZ p. o. oder Ciprofloxacin
    2 × 500 mg p. o. für 5–7 Tage
  — **Chronisch rezidivierende Harnwegsinfekte:** (Rezidiv
    bereits 1–3 Wochen nach Absetzen der Chemotherapie,
    bei gehäuften Reinfektionen, vesikoureteralem Reflux
    ohne Ostiumfehlanlage, obstruktiven Veränderungen der
    Harnwege bis OP möglich)
— Reinfektionsprophylaxe (≥2 in 6 Monaten): Cotrimoxazol
  80 mg TMP/400 mg SMX p. o.) 1 × täglich (vorzugsweise
  nach dem Abendessen) oder 3 × wöchentlich oder Trimethoprim 100 mg p. o. 1 × täglich oder Cefalexin/Ciprofloxa-
  cin 250 mg p. o. 1 × täglich oder Nitrofurantoin 50–100 mg
  p. o. 1 × täglich oder Fosfomycin-Trometamol 3 g p. o. alle
  10 Tage; alle Therapieschemata für 6 Monate

- Mikroskopische, bakteriologische Urinkontrolle bis
  3 Wochen nach Beendigung der Therapie wöchentlich,
  dann 3 Monate lang monatlich, dann 3 × in halbjährlichem
  Abstand
- Bei Säuglingen obstruktive HWI ausschließen, bei HWI
  ohne Sepsis nur ½ der üblichen parenteralen Dosis von Anti-
  biotika nötig. Stets Urosepsis ausschließen! Blutkulturen!
- **Harnwegsinfekte in der Schwangerschaft und Stillzeit:**
  - Asymptomatische Bakteriurie: möglichst erst nach dem
    Vorliegen des Antibiogramms resistenzgerechte Therapie
  - Harnwegsinfekt: Fosfomycin-Trometamol 8 g Granulat
    p. o. als Einmalgabe oder Cefuroxin-Axetin 2 × 500 mg
    p. o. für 7 Tage
- **Pyelonephritis** (▶ Abschn. 11.56)

11.27 Hirnabszess

- **Häufigste Erreger**
- Akut: Streptokokken (bis 70 %), Bacteroides, Entero-
  bakterien, S. aureus, anaerobe Kokken
- Post-OP, post-traumatisch: S. aureus, Enterobakterien

- **Primäre Therapie**

Frontallappen Dentogen, Sinusitis	Penicillin G + Metronidazol oder Cefotaxim + Metronidazol oder Ceftriaxon + Metronidazol
Temporallappen, Kleinhirn Otogen	Penicillin G + Metronidazol + Ceftazidim
Multiple Hirnabszesse Metastatisch	Flucloxacillin + Metronidazol + Cefotaxim oder Ceftriaxon

Postoperativ	Ceftazidim + Vancomycin bzw. Teicoplanin
Hirnabszesse nach penetrierendem Trauma	Cefotaxim + Flucloxacillin

- **Bemerkungen**
- Chirurgische Konsultation und evtl. Intervention notwendig. Therapiedauer 4–8 Wochen (Therapiekontrolle anhand bildgebender Verfahren).
- Antibiotikadosierungen (Tagesdosen): Penicillin G bis 24 Mio. I. E., Metronidazol 4 × 500 mg, Cefotaxim 1–2 g alle 4–8 h, maximale Dosis 12 g, Ceftazidim 1–2 g alle 4–8 h, maximale Dosis 12 g, Ceftriaxon 2 × 2 g, Flucloxacillin 3 × 4 g, Vancomycin 2 × 1 g; Teicoplanin initial 800 mg, ab 2. Tag 400 mg.
- Bei Staphylokokkenventrikulitis und externer Liquordrainage evtl. täglich 10 mg Vancomycin intraventrikulär.
- Bei Nokardiose: Cotrimoxazol, Minocyclin oder Imipenem/ Cilastatin (Nokardiose: ▶ Abschn. 11.43)

11.28 Impetigo (Kinder, Säuglinge)

- **Häufigste Erreger**
A-Streptokokken, S. aureus.

- **Primäre Therapie**
Keine systemischen Antibiotika, außer bei ausgedehnten Erkrankungen, dann Penicillin G (Streptokokken) oder Flucloxacillin (S. aureus) 10 Tage, Oralpenicilline, Oralcephalosporine (2. Gen.), Makrolide.

- **Bemerkungen**
Lokalantibiotika: Bacitracin- oder Mupirocinsalbe für 3–5 Tage.

11.29 **Katzenkratzkrankheit**

- **Häufigste Erreger**
Bartonella henselae.

- **Primäre Therapie**
— Erwachsene: 1 × 500 mg Azithromycin, dann 250 mg/die über 4 Tage
— Kinder: 1 × 10 mg/kg Azithromycin, dann 5 mg/kg/die über 4 Tage

- **Bemerkungen**
— Bei leichtem Verlauf keine Antibiotikatherapie
— Komplikationen: Enzephalitis, periphere Neuropathie, Retinitis, Endokarditis, granulomatöse Hepatitis, Splenitis, interstitielle Pneumonie, Osteitis

11.30 **Keratitis**

- **Häufigste Erreger**
— Bakteriell: S. aureus, S. epidermidis, S. pneumoniae, S. pyogenes, Enterobakterien
— Pilze: Candida, Aspergillen, Fusarien
— Protozoen: Acanthamoeba
— Kontaktlinsenträger: Ps. aeruginosa

- **Therapie**
- Chinolone (z. B. Moxifloxacin) oder Aminoglykoside (z. B. Gentamicin) topisch
- Amphotericin B oder Natamycin topisch;
- Aminoglykosid + Propamidinisoethionat (Brolene®) oder Polyhexamethylenbiguanid (PHMB, Lavasept®) topisch
- Aminoglykosid, Piperacillin oder Ciprofloxacin topisch

- **Bemerkungen**
- Adenoviren häufigste virale Ursache; differenzial-diagnostisch auch an Herpes-simplex-Infektion denken
- Applikation bei bakterieller Keratitis (inkl. Ps. aeruginosa) alle 15–60 min über 24–72 h, dann langsame Reduktion
- Applikation bei Pilz-Keratitis alle 60 min mit langsamer Reduktion (sehr lange Therapie; evtl. über Monate)
- Applikation bei Protozoen-Keratitis alle 30 min im Wechsel über 72 h, langsam reduzieren, Dauertherapie über 1 Jahr
- Systemische Antibiose nur bei schweren Verlaufsformen mit Endophthalmitis

11.31   Konjunktivitis (eitrige)

- **Häufigste Erreger**
- Erwachsene und Kinder: S. aureus, Pneumokokken, H. influenzae, Chlamydia trachomatis, Gonokokken (sehr selten)
- Säuglinge: Staphylokokken, Ps. aeruginosa, Chlamydia trachomatis, Gonokokken (sehr selten)

- **Therapie**
- Erwachsene und Kinder:
  - Chinolone (z. B. Moxifloxacin, Levofloxacin) topisch

— Chlamydien: Tetrazykline (z. B. Doxycyclin) oder Makro-
   lide (z. B. Azithromycin; bei Kindern Erythromycin)
   topisch und p. o. 1–3 Wochen
— Gonokokken: Ceftriaxon 1 g i. m. oder i. v. +
   Azithromycin 1 g p. o. (Einmalgabe)
— Säuglinge:
  — Staphylokokken: bei leichten Infektionen Lokal-
     behandlung (z. B. Bacitracin-Salbe); bei schweren Infek-
     tionen: Flucloxacillin i. v. 7–10 Tage
  — Pseudomonas aeruginosa: bei leichten Infektionen Lokal-
     behandlung (z. B. Kanamycin-Augentropfen); bei schwe-
     ren Infektionen: Piperacillin, Ceftazidim, i. v. 7–10 Tage
  — Chlamydien: Erythromycin p. o. 14 Tage (Cave! Pneu-
     monie)
  — Gonokokken: lokal Chloramphenicol-Augensalbe,
     gleichzeitig Penicillin G oder Ceftriaxon i. v. 7 Tage

■ **Bemerkungen**
— Grampräparate bzw. Methylenblau-Präparate geben in den
   meisten Fällen wichtige Hinweise auf den Erreger.
— 3 Wochen nach Entbindung sind Gonokokken praktisch
   ausgeschlossen. Ursache der Konjunktivitis ist dann ein
   Verschluss des Ductus nasolacrimalis mit einer Staphylo-
   kokkensuperinfektion (häufig).
— Konjunktivitis und Keratitis bei Kontaktlinsenträgern (v. a.
   sog. „Vier-Wochen-Kontaktlinsen") oft durch Ps. aeruginosa
   verursacht. Therapie: Ciprofloxacin als Augentropfen (alle
   15–60 min über 24–72 h).
— Bei Konjunktivitis durch Chlamydien und Gonokokken
   Sexualpartner mitbehandeln.

11.32 **Kryptokokkose**

- ■ **Erreger**
Cryptococcus neoformans.

- ■ **Primäre Therapie**
- ▬ Pulmonal: Fluconazol 400 mg i. v. oder p. o. für 2–6 Monate oder Itraconazol 200–400 mg für 6–12 Monate
- ▬ Meningial: Flucytosin 100 mg/kg KG/die i. v. + Amphotericin B 0,7–1,0 mg/kg KG/die i. v. für 6–10 Wochen, dann Fluconazol für weitere 8–10 Wochen

- ■ **Alternativen**
Bei leichteren Krankheitsverläufen Fluconazol 400 mg/die i. v. oder p. o. mindestens 8 Wochen.

- ■ **Bemerkungen**
Rezidivprophylaxe bei AIDS ggf. lebenslang mit 200 mg/die p. o. Fluconazol.

11.33 **Lambliasis (Giardiasis)**

- ■ **Erreger**
Giardia lamblia.

- ■ **Therapie**
Metronidazol 3 × 500 mg p. o. 5 Tage.

- ■ **Alternativen**
- ▬ Paromomycin 4 × 500 mg p. o. 7 Tage oder
- ▬ Tinidazol 2 g p. o. Einmaldosis (Internationale Apotheke)

- **Bemerkungen**

Eine mehrfache Behandlung kann erforderlich sein; auch asymptomatische Ausscheider von Zysten behandeln.

11.34 Leberabszess

- **Häufigste Erreger**

E. coli, Proteus, Enterokokken, S. aureus, Bacteroides, Entamoeba histolytica, Strept. milleri, Echinokokken.

- **Primäre Therapie**

Amipicillin + Aminoglykoside + Metronidazol.

- **Alternativen**

Carbapeneme, Ampicillin/Sulbactam, Piperacillin/Tazobactam, Chinolone, jeweils + Metronidazol.

- **Bemerkungen**

Chirurgische Konsultation und evtl. Intervention notwendig. Bei Leberabszessen unbedingt auch serologische Suche nach Amöben und Echinococcus (Amöbiasis: ▶ Abschn. 11.3). Wenn Amöbenserologie positiv, dann Monotherapie mit Metronidazol (keine chirurg. Intervention).

11.35 Legionellose

Pneumonie (▶ Abschn. 11.54).

11.36 **Leptospirose**

- **Erreger**

Leptospira interrogans.

- **Primäre Therapie**

Penicillin G 4 × 1,5 Mio. i. E. 7 Tage.

- **Alternativen**

Ceftriaxon; Doxycyclin, Ampicillin bei milden (z. B. anikterischen) Verläufen.

11.37 **Listeriose**

- **Erreger**

Listeria monocytogenes.

- **Primäre Therapie**

Ampicillin 3 × 2–4 g i. v. für 3–4 Wochen (+Aminoglykosid bei schweren Infektionen, insbesondere bei Meningitis).

- **Alternativen**

Cotrimoxazol.

- **Bemerkungen**

Erreger sind Cephalosporin-resistent.

11.38 **Lungenabszess**

Pneumonie (▶ Abschn. 11.54).

11.39 **Mastitis**

■ **Erreger**
S. aureus.

■ **Primäre Therapie**
Cephalosporine, Flucloxacillin; Vancomycin (MRSA) 1 Woche.

■ **Alternativen**
Clindamycin.

■ **Bemerkungen**
— Chirurgische Konsultation und evtl. Intervention notwendig. Grampräparate bzw. Methylenblau-Präparate geben in den meisten Fällen wichtige Hinweise auf den Erreger.
— Bei Mastitis außerhalb der Laktationszeit ist Clindamycin 1. Wahl, da auch Bacteroides Erreger sein können.
— Mastitis ohne Abszess: Abstillen nicht erforderlich.

11.40 **Mastoiditis**

■ **Häufigste Erreger**
— Akut: Pneumokokken, S. aureus, H. influenzae, A-Streptokokken Ps. aeruginosa
— Chronisch: Anaerobier, Ps. aeruginosa, Enterobakterien, S. aureus, oft polymikrobiell

■ **Primäre Therapie**
— Akut: Operationsindikation; begleitende Antibiotikatherapie wie bei akuter Otitis media; in schweren Fällen Cephalosporine (3. Gen.)
— Chronisch: Operationsindikation; begleitende Antibiotikatherapie mit Piperacillin/Tazobactam oder Quinolonen

■ **Bemerkungen**

Diagnose: CT oder MRI immer HNO-Konsultation notwendig.

11.41 Meningitis

■ **Häufigste Erreger**

a) Erwachsene (<50 Jahre) und Kinder (>1 Monat): Pneumo-kokken, Meningokokken, H. Influenzae

b) Erwachsene (>50 Jahre), Diabetes, Alkoholkrankheit, Immunsuppression, Schwangerschaft: Pneumokokken, Listerien, gramnegative Erreger

c) Neugeborene (<1 Monat): B-Streptokokken, E. coli, Liste-rien, gramnegative und grampositive Erreger

d) Nach neurochirurg. Operation, posttraumatisch: Pneumo-kokken, S. aureus, Ps. aeruginosa, gramnegative Keime

e) Ventrikulitis/Meningitis aufgrund eines infizierten ventri-kuloparietalen Shunts: S. epidermidis, S. aureus, gram-negative Keime, Propionibacterium acnes

■ **Primäre Therapie zu o. g. Punkt**

a) Ceftriaxon (Erwachsene: 2×2 g; Kinder: 2×50 mg/kg) oder Cefotaxim (Erwachsene: 3×3–4 g; Kinder: 200 mg/kg/die) + Ampicillin (3–4×50 mg/kg) (bis Listerien aus-geschlossen sind)

b) Ampicillin (3–4×50 mg/kg) + Cefotaxim (2–3×50 mg/kg) $\pm$ Vancomycin 15–20 mg/kg

c) Ampicillin (3×4 g) + Ceftriaxon (2×2 g)

d) Erwachsene: Vancomycin (2–3 × 15 mg/kg; Ziel: Tal-spiegel 15–20 μg/ml) + Ceftazidim (3 × 2 g) Kinder: Van-comycin (4 × 15 mg/kg) + Ceftriaxon (2 × 50 mg/kg)

e) Erwachsene: Vancomycin (2–3 × 15 mg/kg) + Rifampicin (600 mg/die p. o.); Shuntentfernung!

- **Alternativen**
- Meropenem (Erwachsene: 3 × 2 g; Kinder: 3 × 40 mg/kg); Cave! selten Krampfanfälle
- Ampicillin (3–4 × 50 mg/kg) + Gentamicin (1–2 × 2,5 mg/kg)
- Meropenem (3 × 2 g)
- Meropenem (3 × 2 g; Cave! selten Krampfanfälle) + Vancomycin (2 × 1 g)
- Meropenem (3 × 2 g; Cave! selten Krampfanfälle) + Vancomycin (2 × 1 g)

- **Behandlungsdauer**
7–10 Tage; bei postoperativer Meningitis mindestens 10 Tage; bei Listerienmeningitis 21 Tage.

- **Bemerkungen**
- Immer Blutkulturen abnehmen. Grampräparate bzw. Methylenblau-Präparate geben in den meisten Fällen wich-tige Hinweise auf den Erreger. Aktuelle Pneumokokken-resistenz ▸ Abschn. 11.9.
- Meningitisprophylaxe: ▸ Kap. 22.
- Bei Penicillinallergie: Chloramphenicol (4 × 12,5 mg/kg bei V. a. Meningokokken), Cotrimoxazol (bei V. a. Liste-rien) + Vancomycin (bei V. a. Pneumokokken)
- Dexamethason-Gabe v. a. bei H.-influenzae-Meningitis reduziert im Säuglingsalter neurologische Spätschäden, bes. Schwerhörigkeit. Im Erwachsenenalter bei Pneumokokken- und Meningokokkenmeningitis empfohlen. Dosierung für

alle Altersgruppen: $4 \times 0{,}15$ mg/kg i. v. 2–4 Tage lang jeweils 15–20 min vor der Antibiotikagabe
- Bei postoperativer Meningitis mit coliformen Keimen oder Ps. aeruginosa ggf. intrathekale Gabe von 2×4 mg Gentamicin täglich bis Liquor steril
- Therapie bei bekanntem Erreger:
  - Pneumokokken: Penicillin (bei Penicillinallergie: Vancomycin + Rifampicin), Ceftriaxon oder Cefotaxim
  - Penicillinresistente Pneumokokken: Ceftriaxon, Cefotaxim, Ceftazidim, Ceftriaxon + Vancomycin, Moxifloxacin
  - Penicillin- und cephalosporinresistente Pneumokokken mit MHK $\geq$ 2 mg/ml: Ceftriaxon + Vancomycin, Moxifloxacin
  - Meningokokken: Penicillin
  - H. influenzae: Ceftriaxon
  - Listerien: Ampicillin + Gentamycin
  - Ps. aeruginosa: Ceftazidim oder Cefepim + Gentamycin
  - B-Streptokokken: Penicillin $\pm$ Gentamycin
  - S. aureus: Flucloxacillin $\pm$ Rifampicin oder Fosfomycin
  - S. epidermidis: Vancomycin, Teicoplanin, Flucloxacillin (Antibiogramm!)
  - C. albicans: Amphotericin B (3–5 mg/kg) + Flucytosin (25 mg/kg), gefolgt von Fluconazol (400–800 mg)

11.42 Mucormykose

- **Erreger**

Rhizopus, Mucor, Lichtheimia, Rhizomucor, u. a.

- **Primäre Therapie (Erwachsene)**

Liposomales Amphotericin B 10 mg/kg/die, bei Auftreten von schweren Nebenwirkungen Dosisreduktion bis 5 mg/kg/die möglich.

Bei extensivem Befall Kombination mit Isavuconazol oder Posaconazol (s. unten).

Nach Stabilisierung oder bei eingeschränkter Nierenfunktion: Isavuconazol: Initialdosis: 3×200 mg/die i. v. für 48 h, dann Erhaltungsdosis: 1×200 mg/die i. v. oder Posaconazol 300 mg/die I.V oder p. o.

- **Bemerkungen**

Siehe Invasive Mucomykose-Behandlungspfad (nach Cornely et al. 2018, ◨ Abb. 11.3).

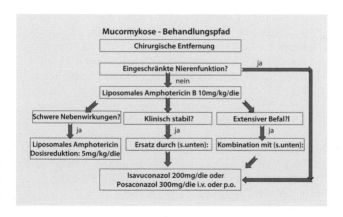

◨ **Abb. 11.3**   Invasive Mucomykose-Behandlungspfad. (nach Cornely et al. 2018)

11.43   Multi-Resistente Erreger (MRE), invasive Infektionen

- **Multi-Resistente Erreger:**
a) Penicillin-resistente Pneumokokken (PRSP, MHK $\geq$ 4 µg/mL)
b) Methicillin-resistenter S. aureus (MRSA)
c) Vancomycin-resistente Enterokokken (VRE)
d) Extended Spectrum Beta-Laktamase positive gramnegative Erreger (ESBL+)
e) AmpC + Beta-Laktamase + gramnegative Erreger
f) Carbapenemase + gramnegative Erreger

- **Therapie zu o. g. Punkt**
a) Penicillin-resistente Pneumokokken (PRSP) bei Pneumonie, Sepsis: Ceftriaxon 1×2 g i. v. Alternativ: Ceftarolin 2×600 mg i. v. oder Linezolid 2×600 mg i. v./p. o. PRSP bei Meningitis: Ceftriaxon 2×2 g i. v. Alternativ: Vancomycin 2×1 g i. v. oder $4 \times 0,5$ g (nie mehr als 10 mg/min, mindestens über 60 min) oder Meropenem 3×2 g i. v.
b) Methicillin-resistenter S. aureus (MRSA): Vancomycin 2×1 g i. v. (Talspiegel zwischen 15–20 µg/mL!), Alternativ: Teicoplanin einmal 800 mg i. v. initial dann einmal 1×400 mg i. v. als Kurzinfusion; oder Daptomycin 1×6 mg/kg i. v. als Kurzinfusion über 30 min.
c) Vancomycin-resistente Enterokokken (VRE): Daptomycin 1×10–12 mg/kg i. v. als Kurzinfusion + Ampicillin/Sulbactam 3–4×3 g i. v. oder + Ceftarolin 3×600 mg i. v., Alternativ: Linezolid 2×600 mg i. v.

d) Extended Spectrum Beta-Laktamase positive gramnegative Erreger (ESBL+): Meropenem $3 \times 0,5$–1 g i. v. max. 2 g/Dosis, Imipenem 3–4 $\times$ 0,5 –1 g i. v., Alternativ: Ciprofloxacin 2×200 mg bis 3×400 mg i. v. oder $2 \times 0,1$–0,75 g p. o., Cotrimoxazol 2×80 mg TMP/400 mg SMZ i. v. oder 2×160 mg TMP/800 mg SMZ p. o.. Harnwegsinfekte: Ertapenem 1×1 g i. v., Alternativ: Nitrofurantoin 2–3 $\times$ 100 mg p. o. oder Fosfomycin 1×3 g p. o.

e) AmpC + Beta-Laktamase positive gramnegative Erreger: Meropenem $3 \times 0,5$–1 g i. v. (max. 2 g/Dosis), Imipenem 3–4 $\times$ 0,5–1 g i. v., Cefepim 2–3 $\times$ 2 g i. v. (nicht bei schwerer Infektion). Alternativ: Ciprofloxacin 2×200 mg bis 3×400 mg i. v. oder $2 \times 0,1$–0,75 g p. o. oder Cotrimoxazol 2×80 mg TMP/400 mg SMZ i. v. oder 2×160 mg TMP/800 mg SMZ p. o.

f) Carbapenemase + ,gramnegative Erreger: Siehe Flussdiagramm, Antibiogramm beachten! 1. Wahl: Meropenem (verzögerte Infusion über 3 h) 3×40 mg/kg/Dosis i. v. + Aminoglykosid (Gentamicin $3 \times 2,5$ mg/kg/Dosis i. v. oder Amikacin 3×5 mg/kg/Dosis i. v.) oder + Ciprofloxacin 2×200 mg bis 3×400 mg i. v. oder + Collistin 5 mg/kg Loading Dose i. v. dann $2 \times 2,5$ mg/kg/Dosis i. v. 2. Wahl: Kombination mit Tigecyclin 100 mg Loading Dose i. v., dann 2×50 mg/Dosis i. v., Fosfomycin 6–16 g in 2–3 Einzeldosen (nicht bei Acinetobacter)

Siehe Carbapenemase + Gram-negative Erreger – Behandlungspfad zu ▶ Abschn. 11.42 modifiziert nach Daikos GL. et al. Expert Rev. Anti Infect Ther 2012, ◨ Abb. 11.4.

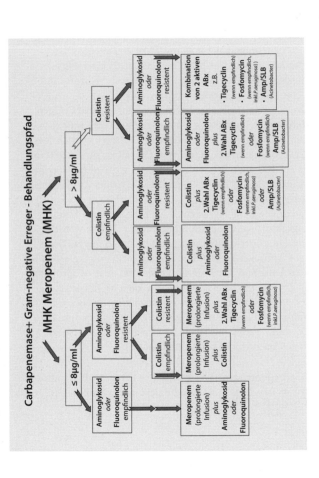

Abb. 11.4 Carbapenemase + Gram-negative Erreger – Behandlungspfad zu 11.41 modifiziert nach Daikos GL. Et al. Expert Rev. Anti Infect Ther 2012

11.44 Nekrotisierende Fasziitis, Toxic-shock-Syndrom

- **Erreger**
a) S. aureus (Staphylokokken-Toxic-shock-Syndrom)
b) Streptokokken der Gruppen A, B, C, G (Streptokokken-Toxic-shock-Syndrom)
c) Aerob-anaerobe Mischinfektionen (nekrotisierende Fasziitis)
d) Clostridien

- **Therapie zu o. g. Punkt**
a) Flucloxacillin 12 g/die i. v.
b) Penicillin G 24 Mio. I. E./die i. v. + Clindamycin 3 × 900 mg i. v. + Immunglobuline oder Ceftriaxon 2 g/die i. v. + Clindamycin i. v. + Immunglobuline
c) Meropenem, Imipenem
d) Penicillin G 24 Mio. I. E./die i. v. + Clindamycin 3 × 900 mg i. v.

- **Bemerkungen**
Mortalität bei Fasziitis 30–50 %, bei Myositis 80 %; Clindamycin hemmt die Toxinproduktion von Streptokokken. Chirurgische Intervention (Debridement, Exzision, filetierende Inzisionen, Amputationen).

11.45 Nokardiose

- **Erreger**
Nocardia-Spezies.

- **Therapie**
- Kutane Nokardiose
  - Cotrimoxazol (5–10 mg/kg/die TMP + 25–50 mg/kg/die SMX) i. v. oder p. o in 2–4 Dosen oder 2 × 100–200 mg Minocyclin p. o.
- Pulmonale, systemische, zerebrale Nokardiose
  - Cotrimoxazol (initial 15 mg/kg/die TMP + 75 mg/kg/die SMX) + Imipenem 2 × 1 g für 3–4 Wochen, dann Cotrimoxazol (10 mg/kg/die TMP + 50 mg/kg/die SMX) i. v. oder p. o. in 2–4 Dosen für 3–6 Monate oder Imipenem 2 × 1 g i. v. + Amikacin 2 × 7,5 mg/kg für 3–4 Wochen, dann weiter mit Cotrimoxazol

- **Bemerkungen**
- Vor allem bei Patienten mit abgeschwächter körpereigener Abwehr (z. B. Zytostatikatherapie) und Lungenbefund an Nokardien denken!
- Therapiedauer bei Immunkompetenten 3 Monate, bei Immunsupprimierten 6–12 Monate; 2 × 600 mg Linezolid evtl. Alternative.
- Endokarditis: Imipenem + Amikacin für 2 Monate, dann Cotrimoxazol für 4 Monate (Einzelfallbericht)

11.46 Orbitaphlegmone

- **Häufigste Erreger**

S. aureus, A-Streptokokken, H. influenzae (Kinder <5 Jahre), Pneumokokken, M. catarrhalis, Anaerobier, gramnegative Keime (posttraumatisch).

- **Primäre Therapie**

Cephalosporin (2./3. Gen.) + Metronidazol, Ampicillin/Sulbactam.

11.47 Osteomyelitis

- **1. Akute Osteomyelitis**

Häufigste Erreger
a) Erwachsene: S. aureus
b) Kinder >4 Monate: S. aureus, A-Streptokokken, selten gramneg. Keime
c) Kinder <4 Monate: S. aureus, gramnegative Keime, B-Streptokokken
d) Erwachsene Patienten mit Sichelzellanämie/Thalassämie: Salmonella-Spezies
e) Patienten mit Hämodialyse, Drogenabhängigkeit, Diabetes mellitus: S. aureus, Ps. aeruginosa
f) Nach Trauma, bei Weichteilinfektionen: Polymikrobiell (inkl. Anaerobier)
g) Nach operativer Versorgung einer Fraktur: gramneg. Keime, S. aureus, Ps. aeruginosa
h) Nach Sternotomie: S. aureus, S. epidermidis

Primäre Therapie zu o. g. Punkt
a) Flucloxacillin/Cefazolin (MSSA), Glykopeptide (MRSA)
b) Flucloxacillin + Cephalosporin (3. Gen.), Glykopeptide (MRSA)
c) Flucloxacillin + Cephalosporin (3. Gen.), Glykopeptide (MRSA)
d) Chinolone
e) Flucloxacillin + Ciprofloxacin, Glykopeptide (MRSA)

f) Ampicillin/Sulbactam, Amoxicillin/Clavulansäure, Piperacillin/Tazobactam bzw. Sulbactam oder Cephalosporin + Metromidazol, Glykopeptide (MRSA)
g) Flucloxacillin + Ciprofloxacin, Glykopeptide (MRSA)
h) Vancomycin oder Teicoplanin + Rifampicin

Alternativen zu o. g. Punkt
a) Cephalosporin (2. Gen.), Chinolone + Rifampicin (MSSA)
b) Clindamycin ± Cephalosporin (3. Gen.), Chinolone + Rifampicin (MSSA)
c) Clindamycin + Cephalosporin (3. Gen.), Chinolone + Rifampicin (MSSA)
d) Cephalosporine (3. Gen.)
e) Vancomycin + Ciprofloxacin, Chinolone + Rifampicin (MSSA), Piperacillin/Tazobactam (Pseudomonas)
f) Carbapenem
g) Vancomycin + Cephalosporin (3. Gen.) mit Wirksamkeit gegen Pseudomonaden oder Piperacillin/Tazobactam
h) Linezolid

Bemerkungen
- Mikrobiologische Kulturen sind unabdingbar.
- Bei hoher MRSA-Rate: Vancomycin oder Teicoplanin. Manche Quellen empfehlen die Gabe von Linezolid und Daptomycin bei Osteomyelitis durch MRSA.
- Praktisch immer operatives Débridement notwendig (Ausnahme: hämatogene Osteomyelitis bei Kindern).
- Therapiedauer: 6–8 Wochen (bei der hämatogenen Osteomyelitis bei Kindern reichen in der Regel 3 Wochen, davon die ersten 2 Wochen i. v.).

- Umstellung von i. v.- auf orale Therapie nach Entfieberung, Schmerzfreiheit und Normalisierung der Leukozytose, der Linksverschiebung und des CRP-Wertes.
- Keine Umstellung auf Oraltherapie bei Patienten mit Diabetes oder schweren peripheren, vaskulären Erkrankungen.
- Bei kulturnegativer Osteomyelitis v. a. bei Kindern an Kingella kingae denken.
- Bei Therapieversagen immer Tuberkulose ausschließen.
- Bei Neugeborenen oft afebriler Verlauf (Risikofaktoren: Beatmung, Frühgeburt).
- Sog. „small colony variants" (SCV) von S. aureus haben eine ausgeprägte Wachstumsretardierung auf üblichen Anzuchtmedien. Sie zeichnen sich durch reduzierte Antibiotika-Empfindlichkeit und ein hohes Potential zu rekurrierenden Infektionen aus (u. U. induziert durch Verwendung von Gentamicin-imprägnierten PMMA).

2. Chronische Osteomyelitis
Häufigste Erreger
S. aureus, Enterobakterien, Ps. aeruginosa.

Bemerkungen
- Therapiedauer u. U. bis 6 Monate keine empirische Therapie, stets gezielt nach Erregernachweis und Antibiotika
- Immer gezielte Therapie bei Erregernachweis
- Debridement

3. Osteomyelitis (nach Gelenkimplantation)
Häufigste Erreger
Streptokokken, S. aureus, Ps. aeruginosa.

Empirische Therapie
Therapie nach mikrobiologischem Befund.

Gezielte Therapie (immer Erregernachweis anstreben)

- S. aureus: Flucloxacillin i. v. + Rifampicin p. o. für 2 Wochen, dann Ciprofloxacin oder Levofloxacin p. o. + Rifampicin p. o.
- MRSA: Vancomycin i. v. + Rifampicin p. o. für 2 Wochen, dann Cotrimoxazol p. o. + Rifampicin p. o.
- Streptokokken: Penicillin G i. v. oder Ceftriaxon i. v. für 4 Wochen, dann Amoxicillin p. o.
- Anaerobier: Clindamycin i. v. für 2–4 Wochen, dann Clindamycin p. o.
- P. aeruginosa: Ceftazidim oder Cefepim i. v. + Aminoglykoside i. v. für 2–4 Wochen, dann Ciprofloxacin p. o.
- Andere gramnegative Erreger: Ciprofloxacin p. o.
- Mischflora: Imipenem oder Piperacillin/Tazobactan für 2–4 Wochen, dann p. o. entsprechend Antibiogrammen

Bemerkungen

- Bei chronisch-schleichender Implantat-Infektion in der Regel keine Leukozytose und keine Linksverschiebung
- Intraoperative Kulturen von Biopsien nur bei Infektionsverdacht
- Nur bei Vorliegen von mehreren positiven Biopsien und/oder Nachweis einer eitrigen Entzündung in der Histologie ist auf eine Infektion zu schließen
- Operativer Eingriff in jedem Fall notwendig für den Erfolg der antibiotischen Therapie: Bei kurzer Infektionsdauer und stabiler Prothese genügt ein Débridement in Kombination mit antibiotischer Therapie; ansonsten muss das infizierte Implantat ersetzt werden; im Fall von wenig virulenten Erregern und günstigen Knochen- und Gewebeverhältnissen kann ein einzeitiger Wechsel versucht werden
- Therapiedauer: mindestens 3 Monate bei Osteosynthesen und Hüftgelenkprothesen; mindestens 6 Monate bei Kniegelenkprothesen; mindestens jedoch bis einen Monat nach Normalisierung von Leukozyten und CRP und der klinischen Infektzeichen

11.48 **Otitis externa**

- **Häufigste Erreger**

Ps. aeruginosa, Proteus, Streptokokken, Staphylokokken.

- **Primäre Therapie**
- Bei leichten Formen der Otitis externa („swimmer's ear")
  lokal z. B. Dexa-Polyspectran® in den gereinigten Gehörgang
- Bei Verschlechterung Ciprofloxacin-Ohrentropfen; Hydro-
  cortison

- **Bemerkungen**
- Immer HNO-Konsil. Bei Versagen der primären Therapie:
  pseudomonaswirksame Penicilline (z. B. Piperacillin) bzw.
  Cephalosporine (z. B. Ceftazidim)
- Cave! Otitis externa maligna (z. B. bei Diabetikern): immer
  Antibiotika mit Pseudomonaswirksamkeit in Kombination
  mit Aminoglykosiden

11.49 **Otitis media**

- **Häufigste Erreger**
- Erwachsene und Kinder: in bis zu 50–70 % Viren, Pneumokokken, H. influenzae (häufiger bei Kindern), Streptokokken, Moraxellen
- Säuglinge: gramneg. Bakterien, Staphylokokken, H. influenzae, Streptokokken, Pneumokokken

- **Primäre Therapie (bei bakteriellem Infekt)**

Ampicillin/Sulbactam, Amoxicillin/Clavulansäure.

- **Alternativen**
- Erwachsene und Kinder: Oralcephalosporine (2. Gen., 5–7 Tage); Ceftriaxon (3 Tage); Makrolide (nur bei β-Laktamallergie)
  Bemerkungen
- Bei Kindern primär keine Antibiotika, sondern erst Analgetika. Antibiotika erst, wenn keine Besserung am nächsten Tag (Kinder von ½–2 Jahre) bzw. am 3. Tag (Kinder >2 Jahre). Dies gilt nicht bei Kindern mit schlechtem AZ oder Otorrhoe (Cave! Mastoiditis)
- Therapiedauer: 10 Tage, wenn Patient <2 Jahre; 5–7 Tage, wenn Patient ≥2 Jahre; kürzer mit Azithromycin (3–5 Tage) oder Ceftriaxon i. m. für 3 Tage. Ceftriaxon 50 mg/kg i. m. als Einzeldosis mit nachgewiesener Wirksamkeit nur bei Kindern zwischen 7–21 Monaten
- Bei penicillinresistenten Pneumokokken Erhöhung der Amoxicillindosis auf 80 mg/kg/die in 3 Dosen. Aktuelle Pneumokokkenresistenz: ▶ Abschn. 11.9.

11.50 **Pankreatitis (akute, chronische)**

- **Häufigste Erreger**
Meist nicht bakteriell bedingt (Alkohol!); Enterobakterien, Enterokokken, S. aureus, S. epidermidis, Anaerobier, Candida-Spezies.

- **Primäre Therapie**
- Keine: wenn alkoholbedingt und ohne Nekrosen
- Bei Nekrosen und infizierten Pseudozysten oder infizierten Nekrosen: Piperacillin/Tazobactam 2(–4) Wochen

- **Alternativen**
Carbapeneme, Moxifloxacin.

- **Bemerkungen**

Chirurgische Konsultation und evtl. Intervention notwendig.

11.51 **Parotitis (bakteriell)**

- **Häufigste Erreger**

S. aureus, Streptokokken, H. influenzae, Mundflora.

- **Therapie**

Cephalosporin (2. Gen.), Flucloxacillin, Amoxicillin/Clavulan-
säure, Ampicillin/Sulbactam für 14 Tage.

- **Bemerkungen**

Differenzialdiagnose: Granulomatöse Entzündung (atypische
Mykobakterien, Pilze, Sarkoidose, Sjögren-Syndrom, Tumor):
keine Entzündungszeichen, Therapie nach Histologie.

11.52 **Perikarditis**

- **Häufigste Erreger**
- Erwachsene: Viren, S. aureus, Pneumokokken, A-Strepto-
  kokken, gramneg. Keime, Tuberkelbakterien, Rickettsien,
  Chlamydien, Coxiella burnetii, Mykoplasmen
- Kinder: Staphylokokken, H. influenzae, Pneumokokken,
  Meningokokken, Streptokokken, gramneg. Keime

- **Primäre Therapie (eitrige Perikarditis)**

Flucloxacillin + Ciprofloxacin für 4–6 Wochen.

- **Alternativen**

Vancomycin + Ciprofloxacin für 4–6 Wochen (high risk of
MRSA); bei Tuberkelbakterien (Tuberkulose: ▶ Abschn. 11.67).

■ **Bemerkungen**

Chirurgische Konsultation und evtl. Intervention notwendig. Grampräparate bzw. Methylenblau-Präparate geben in den meisten Fällen wichtige Hinweise auf den Erreger. Umfangreiche kulturelle (Anaerobier, Pilze, Tbc) sowie serologische Untersuchungen (Rickettsien, Ornithosen, Lues, Viren) durchführen lassen.

11.53 **Peritonitis**

■ **Häufigste Erreger**
a) Primär, spontan bakteriell: Enterobakterien (60 %), Pneumokokken (15 %), Enterokokken (10 %), Anaerobier (<1 %)
b) Sekundär: Enterobakterien, Enterokokken, Bacteroides
c) Bei CAPD: am häufigsten S. aureus. S. epidermidis, Ps. aeruginosa, gramneg. Erreger

■ **Primäre Therapie zu o. g. Punkt**
a) Ampicillin/Sulbactam, Piperacillin/Tazobactam oder Ceftriaxon 5(–14) Tage
b) Ceftriaxon + Metronidazol, Ertapenem oder Moxafloxacin für 5–7 Tage
c) Cephalosporine (3. Gen.) + Vancomycin intraperitoneal: Vancomycin:
  — >40 kg 2 g i. p. mittels Beutelwechsels
  — <40 kg 1 g i. p. mittels Beutelwechsels 10–14 Tage (Mindestverweildauer des Vancomycin-haltigen Beutels: 4 h keine weitere Gabe bis Tag 5, an Tag 5 Vancomycin-Spiegel, weitere Gabe nach Spiegel)

■ **Alternativen zu o. g. Punkt**
a) Cefotaxim, Ceftriaxon

b) Ampicillin/Sulbactam, Piperacillin/Tazobactam, Ceftolozaon/Tazobactam, Ceftazidim/Avibactam, Carbapeneme, Chinolone + Metronidazol, Chinolone (Gr. IV)

c) Vancomycin + Aminoglykosid

- **Bemerkungen**
- Bei ca. 30 % der Patienten mit Leberzirrhose und Aszites kommt es zur primären Peritonitis (Antibiotikagabe bei >250 Zellen/mm³) innerhalb eines Jahres. Gelegentlich können auch Pilze eine primäre Peritonitis hervorrufen.
- Bei hoher Rate ESBL-pos. Klebsiellen oder E. coli Gabe von Carbapenemen.
- Chirurgische Konsultation und evtl. Intervention notwendig.
- Grampräparate bzw. Methylenblau-Präparate geben in den meisten Fällen wichtige Hinweise auf den Erreger. Blutkulturen hilfreich für Erregerätiologie.
- Prophylaxe der spontan bakteriellen Peritonitis: ▶ Kap. 22.

11.54 Pertussis

- **Erreger**
Bordetella pertussis.

- **Primäre Therapie**
- Kinder: Azithromycin 10 mg/kg/die p. o. (Tag 1), dann 5 mg/kg/die p. o. für 4 Tage oder Clarithromycin 2 × 7,5 mg/kg/die p. o. für 7 Tage; Erythromycin-Estolat 40 mg/kg/die in 3 Dosen 14 Tage
- Erwachsene: Azithromycin 500 mg p. o. am 1. Tag, 250 mg p. o. an Tag 2–5

- **Alternativen**

Cotrimoxazol (bei Erythromycinunverträglichkeit) 14 Tage; Clarithromycin 7 Tage.

- **Bemerkungen**

10–20 % der Erwachsenen mit Husten >14 Tage haben Keuchhusten.

11.55 Pleuraempyem

- **Häufigste Erreger**

Pneumokokken, A-Streptokokken, S. aureus, Enterobakterien, Anaerobier (bei chron. Empyem).

- **Primäre Therapie**

Cephalosporine (3. Gen.) ± Clindamycin.

- **Alternativen**

Amoxicillin/Clavulansäure, Ampicillin/Sulbactam, Piperacillin/Tazobactam, Carbapeneme.

- **Bemerkungen**

Chirurgische Konsultation und evtl. Intervention notwendig. Grampräparate bzw. Methylenblau-Präparate geben in den meisten Fällen wichtige Hinweise auf den Erreger. Aktuelle Pneumokokkenresistenz: ▶ Abschn. 11.9.

11.56 Pneumonie

- **Ambulant erworbene Pneumonie**
Häufigste Erreger

- Erwachsene:
  - Patienten ohne Komorbidität: Pneumokokken, Mykoplasmen, Chlamydien, H. influenzae, Moraxellen, Legionellen, Viren
  - Patienten mit Komorbidität (chronische Herzinsuffizienz, ZNS-Erkrankungen mit Schluckstörungen, schwere COPD, Bronchiektasen): Pneumokokken, H. influenzae, Mykoplasmen, Legionellen, Chlamydien, Moraxellen, polymikrobiell, Aspirationsrisiko!
- Kinder:
  - Säuglinge (1–3 Monate): C. trachomatis, Viren
  - Kleinkinder, Kinder (4 Monate bis 5 Jahre): Viren, Pneumokokken, H. influenzae, Mykoplasmen, Chlamydien
  - Kinder, Jugendliche (5–18 Jahre): Mykoplasmen, Pneumokokken, Chlamydien

Primäre Therapie
- Erwachsene:
  - Leichte Pneumonie ohne Komorbidität: Amoxicillin $3 \times 750–1000$ mg p. o.
  - Leichte Pneumonie mit Komorbidität: Amoxicillin/Clavulansäure $2–3 \times 1$ g p. o.
  - Mittelschwere Pneumonie: Amoxicillin/Clavulansäure, Ampicillin/Sulbactam, Cefuroxim, Ceftriaxon, Cefotaxim i. v. $\pm$ Makrolid i. v. für 3 Tage
  - Schwere Pneumonie: Piperacillin/Tazobactam, Ceftriaxon oder Cefotaxim i. v. + Makrolid i. v. für 3 Tage, Ceftarolin, 2×600 mg i. v. oder Ceftobiprol $3 \times 0,5$ g i. v. (bei MRSA) für 5–7 Tage
- Kinder:
  - Säuglinge: Makrolide (+Cefotaxim i. v. bei hohem Fieber) 10–14 Tage

- Kleinkinder, Kinder: (Oral) Cephalosporin (2. Gen.) + Makrolide oder Ciprofloxacin (nicht zugelassen)
- Kinder, Jugendliche: Makrolide (bei V. a. Pneumokokken + [Oral] Cephalosporin)

Alternativen
- Erwachsene:
  - Moxifloxacin, Levofloxacin, Clarithromycin, Arithromycin, Doxycyclin (p. o.)
  - Moxifloxacin, Levofloxacin (p. o.)
  - Moxifloxacin, Levofloxacin (i. v., Sequenztherapie)
  - Moxifloxacin, Levofloxacin (i. v., Sequenztherapie prinzipiell möglich. Monotherapie nicht bei septischem Schock)

Bemerkungen
- Mindestbehandlungsdauer bei Pneumokokken 3 Tage nach Entfieberung, bei nekrotisierender Pneumonie 2–3 Wochen
- Aktuelle Pneumokokkenresistenz ▶ Abschn. 11.9. Bei Penicillin (Teil-)Resistenz: Cefotaxim, Ceftriaxon, Cefepim oder Chinolone (Gr. III oder IV)
- Blutkulturen häufig hinweisend auf Erregerätiologie; Nutzen der Blutkultur bei der unkomplizierten, ambulant erworbenen Pneumonie jedoch umstritten
- Fauliger Auswurf: V. a. Lungenabszess mit Anaerobiern
- Bei jüngeren Erwachsenen und Kindern >5 Jahre sind Mykoplasmen relativ häufig, deshalb empirisch Makrolide einsetzen
- Bei immunsupprimierten Patienten müssen Pneumocystis jiroveci, Mykobakterien und Pilze in den diagnostischen Algorithmus aufgenommen werden
- Pneumocystis-carinii-Pneumonie: 15–20 mg/kg/die Trimethoprim + 75–100 mg/kg/die Sulfamethoxazol in 3–4 Dosen 21 Tage (die ersten 48 h i. v.) + Folinsäure 15 mg ± Prednisolon. Alternativen: 4 mg/kg/die i. v. Pentamidin 21 Tage

- Legionellen-Pneumonie: 1×500 mg p. o. Azithromycin mindestens 5 Tage. Bei schwerer Pneumonie: $4 \times 0{,}5$–1 g Erythromycin ± 600 mg/die Rifampicin 14 Tage oder 2×500 mg Clarithromycin 14 Tage oder 2×500 mg i. v. Levofloxacin 7–14 Tage oder 3×400 mg Ciprofloxacin 10 Tage
- Psittakose (Chlamydia psittaci): Doxycyclin oder Makrolide für 2 Wochen
- Candidapneumonie: Candidiasis (▶ Abschn. 11.11)
- Säuglinge: bei interstitieller Pneumonie neben Zytomegalieviren nicht selten auch Pneumocystis jiroveci (carinii) (20 mg/kg/die Trimethoprim und 100 mg/kg/die Sulfamethoxazol oder Pentamidin 4 mg/kg/die)

- **Nosokomiale Pneumonie**
Häufigste Erreger
- Nicht beatmet: Pneumokokken, H. influenzae, K. pneumoniae, S. aureus
- Beatmet: Ps. aeruginosa, S. aureus, Enterobacter-Spezies, Acinetobacter-Spezies, Klebsiellen, Candida albicans (bes. in der Neutropenie und bei Antibiotikatherapie >1 Woche), Legionellen
- Aspirationspneumonie mit oder ohne Abszess: Bacteroides-Spezies, Peptostreptokokken, Fusobakterien, Streptococcus-milleri-Gruppe

Primäre Therapie
- Kein erhöhtes Risiko für multiresistente Erreger Amoxicillin/Clavulansäure $3 \times 2{,}2$ g i. v., Ampicillin/Sulbactam 3–4×3 g oder Cephalosporine (3. Gen.): Ceftriaxon 1×2 g i. v. oder Cefotaxim 3×2 g i. v. oder Quinolone: Moxifloxacin 1×400 mg i. v. oder Levofloxacin 2×500 mg i. v.
- Bei V. a. MRSA zusätzlich Vancomycin 2×15 mg/kg i. v. (Talspiegel: 15–20 µg/ml) oder Linezolid 2×600 mg i. v.

- Mit erhöhtem Risiko für multiresistente Erreger: Piperacillin/Tazobactam 3–4 × 4,5 g i. v. oder Cefepim 3 × 2 g i. v. oder Ceftazidim 3 × 2 g i. v. oder Imipenem 3 × 1 g i. v. oder Meropenem 3,4 × 1 g i. v. entweder ± Fluorchinolon: Ciprofloxacin 3 × 400 mg i. v. oder Levofloxacin 2 × 500 mg i. v. oder ± Aminoglykosid: Gentamicin 1 × 3–7 mg/kg (Talspiegel < 1 μg/ml) oder Tobramycin 1 × 3–7 mg/kg (Talspiegel < 1 μg/ml) oder Amikacin 1 × 15–20 mg/kg (Talspiegel < 4 μg/ml)
- Bei V. a. MRSA zusätzlich Vancomycin 2 × 15 mg/kg i. v. (Talspiegel: 15–20 μg/ml) oder Linezolid 2 × 600 mg i. v. oder Ceftobiprol 3 × 0,5 g i. v. ± Fluorochinolon oder Aminoglykosid (s. o.)

Alternativen

Ceftazidim/Avibactam 3 × 2 g/0,5 g i. v., Aztreonam 3 × 2 g i. v. bei β-Laktamallergie in Kombination mit einer gegen grampositive Erreger wirksamen Substanz, Collistin bei Carbapenemresistenz 2 × 1 bis 3 × 2 Mio. I. E. i. v. (3 × 80–160 mg; 4–6 mg/kg/die).

Bemerkungen

- Bei Patienten ohne erhöhtes Risiko für MRE werden Aminopenicilline/β-Laktamaseninhibitor/Cephalosporine (3. Gen.) und pneumokokkenwirksame Fluorchinolone empfohlen (Monotherapie).
- Bei nichtbeatmeten Patienten ohne sepsisassoziierte Organdysfunktion sollte eine antipseudomonale Substanz eingesetzt werden (Monotherapie).
- Bei beatmeten Patienten mit sepsisassoziierter Organdysfunktion und erhöhtem Risiko für multiresistente Erreger sollte eine Kombinationstherapie eingesetzt werden. Die Substanzauswahl soll vor dem Hintergrund des lokalen Erregerspektrums und Resistenzprofils erfolgen.

11.57 **Prostatitis**

- ▪ **Häufigste Erreger**
- – Akut: Enterobakterien, C. trachomatis, N. gonorrhoeae
- – Chronisch: Enterobakterien, Enterokokken, Ps. aeruginosa

- ▪ **Primäre Therapie**
- – Akut: Chinolone p. o. 10–14 Tage
- – Chronisch: Chinolone: z. B Ciprofloxacin 2 × 500 mg p. o.,
  Levofloxacin 1 × 500 mg p. o. für 4 Wochen

- ▪ **Alternativen**
- – Akut: Cotrimoxazol (2 × 160 mg TMP/800 mg SMZ)
  10–14 Tage
- – Chronisch: Cotrimoxazol (2 × 160 mg TMP/800 mg SMZ)
  (1–)3 Monate

- ▪ **Bemerkungen**
Bei Männern <35 Jahre häufig Gonokokken und Chlamydien
(Therapie Gonorrhoe: ▶ Abschn. 11.25).

11.58 **Pyelonephritis**

- ▪ **Häufigste Erreger**
- – Akut: E. coli (>80 %), andere Enterobakterien
- – Chronisch, rezidivierend: E. coli, Proteus, Klebsiella, Entero-
  kokken

- ▪ **Primäre Therapie**
- – Akut:
  - – Milder Verlauf: Ciprofloxacin 2 × 500 mg p. o., Levoflo-
    xacin 750 mg p. o. für 5–7 Tage

- Schwerer Verlauf: Ceftriaxon 1 g i. v. oder Ciprofloxacin 2 × 400 mg i. v. oder Levofloxacin 750 mg i. v. für 7–14 Tage
- Chronisch, rezidivierend: Oralcephalosporine möglichst erst nach dem Vorliegen des Antibiogramms resistenzgerechte Therapie für 4–6 Wochen

- **Alternativen**
- Akut:
  - Milder Verlauf: Oralcephalosporine für 7 Tage
  - Schwerer Verlauf: Piperacillin/Tazobactam, Ceftolozaon/Tazobactam, Ceftazidim/Avibactam, ESBL: Meronem jeweils 7–10 Tage
- Chronisch, rezidivierend: Amoxicillin/Clavulansäure, Ampicillin/Sulbactam, Chinolone für 4–6 Wochen

- **Bemerkungen**
- Gegen Enterokokken wirken Cephalosporine nicht. Deshalb mikrobiologische Diagnostik
- Akut: Mikroskopische und bakteriologische Urinkontrolle 3–5 Tage nach Beginn der Antibiotika-Therapie (Urin muss dann steril sein); i. v.-Therapie bis 1–2 Tage nach Entfieberung, dann Umstellung auf orale Gabe
- Chronisch: Mikroskopische, bakteriologische Urinkontrolle bis 3 Wochen nach Beendigung der Therapie wöchentlich, dann 3 Monate lang monatlich, dann 3 × in halbjährlichem Abstand
- Bei chronisch rezidivierender Harnwegsinfektion (z. B. Rezidiv bereits 1–3 Wochen nach Absetzen der Chemotherapie) Obstruktion ausschließen und Reinfektionsprophylaxe: nach Erregerelimination fortlaufend (mind. 1/2 Jahr) 1 × täglich nach dem Abendessen Antibiotikum in 1/3 der üblichen Tagesdosis (z. B. 50–100 mg Nitrofurantoin, 1 Tbl. Cotrimoxazol usw.)

11.59 Q-Fieber

- **Erreger**

Coxiella burnetii.

- **Therapie**
 − Akut: Doxycyclin 2 × 100 mg p. o. oder i. v. für 14–21 Tage; Chinolone bei Meningoencephalitis
 − Endokarditis oder chronische Form: Doxycyclin + Chloroquin mindestens 12 Monate

- **Bemerkungen**

Bei akuter Hepatitis im Rahmen des Q-Fiebers ist aufgrund der starken Immunantwort die Gabe von 40 mg/die Prednison für 7 Tage sinnvoll; bei chronischem Q-Fieber Antikörperkontrolle vierteljährlich.

11.60 Salpingitis (Adnexitis, pelvic inflammatory disease)

- **Häufigste Erreger**

Chlamydien, Gonokokken, Bacteroides-Spezies, Enterobakterien, Streptokokken, Mykoplasmen.

- **Primäre Therapie (ambulant)**

250 mg Ceftriaxon i. m. oder i. v. einmalig, dann Doxycyclin p. o. ± Metronidazol für 14 Tage.

- **Primäre Therapie (stationär)**

Ampicillin/Sulbactam 3 × 1 g i. v. + Doxycyclin 2 × 100 mg i. v./p. o. für 10–14 Tage.

- **Alternativen (ambulant)**

Chinolon + Metronidazol; Moxifloxacin 400 mg/die p. o. für
10–14 Tage.

- **Alternativen (stationär)**

Ertapenem i. v. + Doxycyclin p. o.; Clindamycin + Gentamicin,
dann Doxycyclin.

- **Bemerkungen**
- Therapiedauer: 10–14 Tage
- Immer Partner mitbehandeln
- In der Schwangerschaft: Makrolide statt Doxycyclin
- Laparoskopie, wenn nicht-invasive Diagnostik ergebnislos

11.61 Scharlach

Tonsillitis (▶ Abschn. 11.64).

11.62 Sepsis

- **Definition**

Sepsis ist definiert als lebensbedrohliche Organdysfunktion,
die durch eine fehlregulierte Wirtsantwort auf eine Infektion
hervorgerufen wird (Organdysfunktion = Veränderung des
SOFA Scores ≥2 Punkte infolge Infektion; vereinfachter „quick
SOFA-Score"aus: 1) Atemfrequenz ≥22/min, 2) Bewusstseins-
veränderung „GCS" <15, Systolischer Blutdruck ≤100 mmHg).
Der Zustand macht eine Vasopressorengabe erforderlich,
um bei persistierender Hypotonie einen mittleren arteriel-
len Druck (MAP) ≥65 mmHg zu erzielen, und zeichnet sich

durch ein erhöhtes Serum-Laktat >2 mmol/l trotz adäquater Volumensubstitution aus.

- **Häufigste Erreger**
- Erwachsene:
  a) SIRS ohne nachgewiesenen Herd (primäre Bakteriämie: gramnegative Erreger: S. aureus, Streptokokken)
  b) Venenkathetersepsis: S. aureus, S. epidermidis, Candida albicans (v. a. bei Hyperalimentation)
  c) Urosepsis: Enterobakterien (meist E. coli), Enterokokken; nach urologischen Eingriffen: Proteus, Serratia, Enterobacter, Ps. aeruginosa
  d) Wundinfektionssepsis: Staphylokokken, Streptokokken, E. coli; Anaerobier
  e) Bei Neutropenie: S. epidermidis, Enterobakterien, Ps. aeruginosa, Candida albicans
  f) Pulmonale Sepsis: Pneumokokken, S. aureus, Klebsiellen; bei Beatmung: Ps. aeruginosa, S. aureus
  g) Puerperalsepsis (sept. Abort): aerob-anaerobe Mischinfektion, Chlamydien
  h) Abdominelle Sepsis: Enterobakterien, Anaerobier, Enterokokken; nach ERCP häufig Ps. aeruginosa
- Säuglinge und Kinder: Staphylokokken, Streptokokken, Pneumokokken, Meningokokken, H. influenzae, E. coli, Ps. aeruginosa, Klebsiella pneumoniae, Candida-Spezies
- Neugeborene:
  a) <1 Woche: B-Streptokokken, E. coli, Klebsiellen, Enterobacter-Spezies
  b) 1–4 Wochen: wie oben, aber auch H. influenzae, S. epidermidis

- **Primäre Therapie zu o. g. Punkt**
- Erwachsene:
  a) SIRS (Temp. >38 °C oder <36 °C, Herzfrequenz >90/min, Atemfrequenz >20/min, Leukozyten >12.000 bzw. Linksverschiebung >10 %) ohne nachgewiesenen Herd: Imipenem, Meropenem + Vancomycin
  b) ZVK-Sepsis: Vancomycin (Candida-Sepsis Candidiasis: ► Abschn. 11.11)
  c) Uro-Sepsis: Ceftriaxon, Ciprofloxacin, Levofloxacin
  d) Wundinfektionssepsis: Penicillin G + Clindamycin (Streptokokken), Cephalosporine (2. Gen.), Ampicillin/Sulbactam
  e) Bei Neutropenie: Pseudomonas-wirksames Cephalosporin (z. B. Cefepim, Ceftazidim) oder Carbapenem (Imipenem, Meropenem) jeweils ± Vancomycin oder Teicoplanin (high risk MRSA) ± Aminoglykosid + Echinocandin (schwere Sepsis/Schock)
  f) Pulmonale Sepsis: Piperacillin/Tazobactam oder Cephalosporin (3. Gen.) + Makrolid
  g) Puerperalsepsis: Amoxicillin/Clavulansäure + Gentamycin + Clindamycin; Penicillin G + Gentamycin + Clindamycin (A-Streptokokken)
  h) Abdominelle Sepsis: Moxifloxacin, Piperacillin/Tazobactam, lebensbedrohlich: Carbapenem (Ertapenem)
     - Therapiedauer jeweils bis 3–5 Tage (bei Neutropenie bis 7 Tage) nach Entfieberung; bei S. aureus 4 Wochen
- Säuglinge und Kinder: Cephalosporin (3. Gen.)
- Neugeborene: Ampicillin + Ceftriaxon

- **Alternativen zu o. g. Punkt**

Ohne nachgewiesenen Herd: Piperacillin/Tazobactam bzw.
Sulbactam ± Aminoglykosid oder ± Daptomycin, Cephalosporin (3. Gen.) ± Aminoglykosid

— Erwachsene:
  a) SIRS ohne nachgewiesenen Herd: Piperacillin/Tazobactam, Cefepim + Daptomycin
  b) ZVK-Sepsis: Daptomycin, Linezolid
  c) Uro-Sepsis: Meropenem
  d) Wundinfektionssepsis: Piperacillin/Tazobactam, Meropenem, Imipenem ± Vancomycin
     (bei erhöhtem MRSA-Risiko)
  e) Bei Neutropenie, Piperacillin/Tazobactam,
     jeweils ± Aminoglykosid ± Vancomycin oder Linezolid
     (bei hochgradigem V. a. MRSA)
  f) Pulmonale Sepsis: Levofloxacin oder Moxifloxacin
  g) Puerperalsepsis: Cefalosporine (2./3. Gen.), Makrolide
     (bei leichten Verläufen und Penicillin-Allergie), Carbapeneme (bei schwereren Verläufen)
  h) Abdominelle Sepsis: Ceftolozan/Tazobactam +
     Metronidazol, Ceftazidim/Avibactam +
     Metronidazol
— Säuglinge und Kinder: Flucloxacillin + Cefuroxim
— Neugeborene: Ampicillin + Cefotaxim

- **Bemerkungen**
— Bei Verdacht auf Sepsis empfiehlt sich das Befolgen des sog.
  „1-Hour Bundle": 1) Messung des Laktatwertes (wiederholt,
  wenn Laktat >2 mmol/L), 2) Abnahme von Blutkulturen, 3)
  Gabe eines Breitspektrumantibiotikums, 4) Gabe von 30 ml/
  kg kristalloider Flüssigkeit bei Hypotension oder Laktat
  ≥4 mmol/L, 5) Gabe von Vasopressoren mit dem Ziel MAP
  ≥65 mmHg (Surviving Sepsis Campaign Bundle 2018)

- Mit jeder stündlichen Verzögerung des Einsetzens der antibiotischen Therapie erhöht sich die Letalität bei Sepsis um 0,3 % und beim septischen Schock um 1,8 %! Wichtig sind daher: Frühzeitiger Beginn, richtige Auswahl, ausreichende Dosierung und adäquate Applikation des Antibiotikums
- Die prolongierte Antibiotikagabe von Betalaktam-Antibiotika und Carbapenemen einschließlich Drugmonitoring ist mit einem Überlebensvorteil verbunden
- Gegebenenfalls Kombinationstherapie mit Aminoglykosiden, wenn Zustand lebensbedrohlich und/oder gramneg. Erreger wahrscheinlich (immer bei Ps. aeruginosa, Acinetobacter und Serratia)
- Die Bestimmung des Procalcitonins i. S. (z. B. an Tag 1, 3 und 7) kann als Entscheidungshilfe für die Therapiedauer herngezogen werden
- Venenkatheter, Beatmungstherapie und Blasenkatheter sind die häufigsten Ursachen krankenhauserworbener Sepsis; deshalb nach Möglichkeit Katheter entfernen, wenn Zusammenhang mit Sepsis wahrscheinlich
- Nicht getunnelte bzw. nicht implantierte Venenkatheter: nur bei S. epidermidis Versuch einer Katheterlocktherapie, ansonsten Entfernung des Katheters
- Getunnelte bzw. implantierte Venenkatheter: nur bei unkomplizierten Infektionen Versuch einer Katheterlocktherapie ansonsten Entfernung des Katheters
- Bei Pilzsepsis: Katheter immer entfernen (Candidose: ► Abschn. 11.11)
- Katheterlocktherapie (nur in Kombination mit einer Antibiotikatherapie!): 50–100 I. E. Heparin in 5 ml NaCl + Vancomycin (1–5 mg/ml) oder + Gentamicin (1–2 mg/ml) oder + Ciprofloxacin (1–2 mg/ml). Katheterlumen (2–5 ml) damit zwischen den Medikamentenapplikationen oder z. B. 12 h über Nacht füllen; vor Gabe von Medikamenten die Lösung aus dem Katheter ziehen; Dauer der Therapie: 2 Wochen

- MSSA-Sepsis: Vancomycin ist weniger wirksam als Flucloxacillin; Cave! Endokarditis v. a. bei ZVK
- Septischer Schock bei parenteraler Ernährung: Stets an kon-
taminierte Infusionen denken! Rest der Infusionsflüssigkeit
bakteriologisch untersuchen
- Bei neutropenischen Patienten mit Fieber nach 5-tägiger
empirischer antibiotischer Therapie muss die Zugabe von
Antimykotika erwogen werden
- Bei Säuglingen stets Begleitmeningitis oder HWI ausschließen

11.63 **Sinusitis**

- **Häufigste Erreger**
- Akut: Viren, Pneumokokken, H. influenzae, Moraxellen,
Staphylokokken.
- Chronisch: Staphylokokken, Streptokokken, H. influenzae,
Anaerobier

- **Primäre Therapie**
- Akut: Amoxicillin ± Clavulansäure p. o.
- Chronisch: Antibiotikatherapie häufig nicht effektiv.
- Bei akuter Exazerbation: Therapie wie akut

- **Alternativen**
- Akut: Oralcephalosporine (2./3. Gen.), Levofloxacin

- **Bemerkungen**
Die häufigsten akuten Sinusititen werden durch Viren verursacht. Die Behandlung sollte durch Irrigation mit physio-
logischer Kochsalzlösung durchgeführt werden. Eine
Antibiotikagabe für bakterielle Sinusititen kann durchgeführt werden, wenn Fieber, Schmerzen und eitriger Aus-
fluss nachweisbar sind, die Symptomatik über 10 Tage ohne

Antibiotikatherapie besteht oder vorherige Antibiotikatherapie erfolglos war. Aktuelle Pneumokokkenresistenz in Deutschland: ▶ Abschn. 11.9.

11.64 Syphilis

▪ **Erreger**
Treponema pallidum.

▪ **Primäre Therapie**
1. **Frühsyphilis (Verlauf von weniger als einem Jahr):**
   - Benzathin-Penicillin: 2,4 Mio. I. E. i. m. Einmalgabe
   - Bei Penicillinallergie:
     a) Doxycyclin 2 × 100 mg p. o. 14 Tage
     b) Ceftriaxon 1 g/die i. m. oder i. v. 8–10 Tage
2. **Spätsyphilis (Verlauf von mehr als einem Jahr):**
   - Benzathin-Penicillin G: 2,4 Mio. I. E. i. m. wöchentlich für 3 Wochen
   - Bei Penicillinallergie:
     a) Doxycyclin 2 × 100 mg p. o. 28 Tage
     b) Tetracycline 4 × 500 mg p. o. 28 Tage
3. **Syphilis in der Schwangerschaft:**
   - Benzathin-Penicillin G: 2,4 Mio. I. E. i. m.
   - Bei Penicillinallergie:
     a. Ceftriaxon 250 mg/die i. m. für 10 Tage (Parallelallergie ausschließen!)
4. **Neurosyphilis:**
   - Penicillin G: 4 × 5 Mio. I. E./die i. v. 10–14 Tage
5. **Kongenitale Syphilis:**
   - Penicillin G: 100.000–150.000 I. E./kg/die i. v. in 2–3 Dosen oder Procain-Penicillin G: 50.000 I. E./kg/die i. m., jeweils für mindestens 10–14 Tage

■ **Bemerkungen**

Bei Säuglingen stets Liquorpunktion zum Ausschluss einer ZNS-Beteiligung.

11.65 Tetanus

■ **Erreger**

Clostridium tetani.

■ **Primäre Therapie**

Metronidazol 4 × 500 mg/die für 7–10 Tage + Antitoxin 6000 I. E. i. m. + Immunglobulin.

■ **Alternativen**

Penicillin G (24 Mio. I. E./die) 10 Tage, Doxycycline 2 × 100 mg i. v. 10 Tage.

■ **Bemerkungen**

Muskelrelaxation mit Diazepam. (Larynx!) Postexpositionelle Prophylaxe ▶ Abschn. 22.

11.66 Tonsillitis (eitrige)

■ **Häufigste Erreger**

A-Streptokokken.

■ **Primäre Therapie**

Penicillin V für 10 Tage.

■ **Alternativen**

Oralcephalosporine (2. Gen.) oder Makrolide.

■ **Bemerkungen**

Resistenzrate der Streptokokken gegen Makrolide in Deutschland ansteigend (10–20 %). Bei persistierendem A-Streptokokkennachweis mit Tonsillitis/Pharyngitis: Clindamycin (5 Tage).

11.67 Toxic-shock-Syndrom

Nekrotisierende Fasziitis (► Abschn. 11.42).

11.68 Toxoplasmose

■ **Erreger**

Toxoplasma gondii.

■ **Therapie**

— Erwachsene und Kinder (transfusionsbedingt, aktive Chorioretinitis): Pyrimethamin (2 × 100 mg am 1. Tag, dann 25–50 mg/die p. o.) + Sulfadiazin 4 × 1–1,5 g p. o. + Folinsäure 3 × 10–15 mg/Woche p. o.; Therapie bis 1–2 Wochen nach Verschwinden der Symptome; Folinsäure noch eine Woche länger geben

— Schwangere bis 18. Schwangerschaftswoche: 3 × 1 g p. o. Spiramycin (Rovamycine®)

— Zerebrale Toxoplasmose bei AIDS: Pyrimethamin (1 × 200 mg, dann 75–100 mg p. o.) + Sulfadiazin 4 × 1–1,5 g p. o. + Folinsäure 15 mg/die; Therapie mindestens 4–6 Wochen nach Verschwinden der Symptome, dann Suppressionstherapie

— Alternativen zu Sulfadiazin: 4 × 600 mg Clindamycin; Atovaquon 4 × 750 mg, Clarithromycin 2 × 1 g; Azithromycin 1 × 1,5 g; Dapson 1 × 50 mg p. o.

- Suppressionstherapie: wie Akuttherapie aber halbe Dosierung bis CD4-Zellen > 200/µl für 6 Monate
- Primärprophylaxe (bei CD4-Zellen < 100/µl + IgG Toxo-AK): Cotrimoxazol 160/800 mg/die p. o. oder Dapson 50 mg/die + Pyrimethamin 50 mg/Woche + 30 mg Folinsäure/Woche
- ZNS- oder Augenbeteiligung: zusätzlich Prednisolon 1 mg/kg/die in 2 Dosen bis Liquorprotein fallend bzw. Chlorioretinitis am Abklingen

11.69 Tuberkulose

- **Erreger**

M. tuberculosis und atypische Mykobakterien.

- **Primäre Therapie von Organtuberkulosen**
- 6-Monats-Regime (Standardtherapie): Initialphase (2–3 Monate): INH + Rifampicin + Pyrazinamid (PZA) + Ethambutol täglich, anschließend 4 Monate Stabilisierungsphase: INH + Rifampicin täglich oder INH + Rifampicin 2- bis 3-mal pro Woche. 6-Monats-Regime sind die optimale Standardtherapie. Im Falle kavernöser Prozesse sollte die Therapie mindestens 7–8 Monate dauern. Rezidive 9–12 Monate behandeln. Kombination INH + Rifampicin + PZA ist obligat. Bei kavernösen Prozessen und bei Befunden, die mehr als ein bronchopulmonales Segment umfassen, bei hämatogenen Streutuberkulosen und bei V. a. INH-Resistenz ist die Vierfachkombination angezeigt
- Bei Unverträglichkeit oder bekannter Resistenz gegen eine Standardsubstanz: evtl. längere Therapiedauer (Empfehlungen zur medikamentösen Behandlung der Tuberkulose: AWMF Leitlinien 2017 ▶ https://www.awmf.org/leitlinien; Stand: November 2018)

━ In der Schwangerschaft: INH + Rifampicin + Ethambutol für
9 Monate; PZA ist kontraindiziert
━ Tuberkulöse Meningitis: Gesamt-Therapiedauer 12 Monate

■ **Atypische Mykobakterien (AIDS)**
━ **M.-avium-intracellulare-Komplex:** (Clarithromycin oder
Azithromycin) + Ethambutol + (Rifabutin oder Rifampicin);
(Clarithromycin oder Azithromycin) + Ethambutol + (Rifa-
butin oder Rifampicin) + (Ciprofloxacin oder Ofloxacin oder
Amikacin oder Streptomycin)
    a) Primäre Prophylaxe bei HIV (CD4 <100/mm^3): Azi-
        thromycin 1200 mg p. o. pro Woche oder Clarithro-
        mycin 2 × 500 mg p. o. oder Rifabutin 1 × 300 mg p. o.
        Absetzen, sobald CD4 >100/mm^3
    b) Sekundäre Prophylaxe nach Behandlung (erforderlich
        bei HIV-Patienten): (Clarithromycin oder Azithromy-
        cin) + Ethambutol
━ **M. celatum:** Clarithromycin + Ethambutol + Ciprofloxa-
cin ± Rifabutin
━ **M. chelonae:** Clarithromycin
━ **M. fortuitum:** Amikacin + Cefoxitin + Probenecid für
2–6 Wochen, dann Cotrimoxazol oder Doxycyclin für
6–12 Monate
━ **M. kansasii:** INH + Rifampicin + Ethambutol für 18 Monate
━ **M. ulcerans:** Rifampicin + Amikacin; Ethambutol + Cotrimo-
xazol für 4–6 Wochen

■ **Bemerkungen**
━ Alle Antituberkulotika (außer Rifampicin) sollen auf einmal
oder in kurzen Intervallen in voller Tagesdosis möglichst
nach der Mahlzeit eingenommen werden. Anstelle von
Rifampicin kann auch Rifabutin (Mycobutin®) gegeben werden. Bei Tuberkulose 300 mg/die p. o. (Kinder 5 mg/kg/die),
bei Mycobacterium-avium-Infektion 450–600 mg/die p. o.

— Für die Behandlung der Exposition und latenten Infektion mit M. tuberculosis (früher als Prophylaxe bezeichnet) mit INH sollte ein Experte hinzugezogen werden.

11.70 Ulkuskrankheit (peptisch)

■ **Erreger**
Helicobacter pylori.

■ **Primäre Therapie**
Präprandial: Bismutsubsalicylat 2×1 Tbl. (262 mg) + Omeprazol 2×20 mg + 4×500 mg Tetracyclin + 3×500 mg Metronidazol für 14 Tage.

■ **Alternativen**
Präprandial 2×20 mg Omeprazol p. o. + postprandial Amoxicillin 2×1 g p. o. + Clarithromycin 2×500 mg für 14 Tage.

■ **Bemerkungen**
Therapieversagen bei der Dreifachtherapie (Alternative bis zu 20 %), nicht-invasive Eradikationskontrolle 8 Wochen nach Therapieende empfohlen.

11.71 Urethritis (unspezifisch), nicht gonorrhoisch

■ **Häufigste Erreger**
Chlamydien, Mykoplasmen, Trichomonaden, Enterobakterien.

- **Primäre Therapie**

Doxycyclin 2 × 100 mg/die p. o. für 1 Woche oder einmalige Gabe von 1 g Azithromycin p. o.

- **Alternativen**

Erythromycin (4 × 500 mg/die p. o. 7 Tage), Chinolone bei V. a. Enterobakterien (Gramfärbung!), Metronidazol bei Trichomonaden (2 g p. o. als Einmalgabe).

- **Bemerkungen**

Mitbehandlung des Partners bei Chlamydien und Trichomonaden.

11.72 **Vaginitis (Kolpitis), Vulvovaginitis**

- **Häufigste Erreger**
a) Bakterielle Vaginitis: Gardnerella vaginalis, Anaerobier, Mykoplasmen
b) Vulvovaginale Candidiasis: Candida albicans und andere Candida
c) Trichomoniasis: Trichomonas vaginalis

- **Primäre Therapie zu o. g. Punkt**
a) 2 × 400 mg Metronidazol p. o über 7 Tage oder Vaginalcreme
b) 150 mg Fluconazol p. o. als Einmalgabe
c) g Metronidazol p. o. als Einmalgabe

- **Alternativen zu o. g. Punkt**
a) 2 × 300 mg Clindamycin p. o. über 7 Tage oder Vaginalcreme
b) × 200 mg Itraconazol p. o. (1 Tag)

c) × 400 mg Metronidazol über 7 Tage; 4 × 500 mg Tinidazol (1 Tag)

- **Bemerkungen zu o. g. Punkt**
a) Bakterielle Vaginitis: übelriechender Fluor pH >4,5; Partnermitbehandlung bei Symptomen. Alternative Lokalbehandlung: Clindamycin-Creme
b) Candidiasis: geruchloser, käsiger Fluor, pH <4,5; Partnermitbehandlung nur bei Symptomen, Reinfektions- oder Rezidivprophylaxe bei Candidiasis ($\geq$4 Episoden/Jahr): Fluconazol 100 mg/Woche oder Clotrimazol vag. supp. 500 mg/Woche, jeweils über 6 Monate. Alternative Lokalbehandlung: Azolderivate (Nystatin weniger wirksam)
c) Trichomoniasis: übelriechender Fluor, pH >4,5; immer Partner mitbehandeln (2 g Metronidazol Einmalgabe). Alternative Lokalbehandlung: Metronidazol-Vaginalgel

11.73 Zystitis

Harnwegsinfektion (▶ Abschn. 11.26).

Therapie der häufigsten bakteriellen Endokarditiden

© Springer-Verlag GmbH Deutschland, ein Teil von
Springer Nature 2019
U. Frank, *Antibiotika am Krankenbett 2019 – 2020,* 1x1 der Therapie,
https://doi.org/10.1007/978-3-662-58338-8_12

Unbekannter Erreger (Nativklappen)		
Ampicillin plus	3–4 g	6-stdl. (bis Erregernachweis) (Infektiologisches Konsil!)
Flucloxacillin plus	4 g	8-stdl.
Gentamicin	3 mg/kg	1 × tgl. für 2–6 Wochen
Bei Penicillinallergie		
Vancomycin plus	15–30 mg/kg	12-stdl. (bis Erregernachweis) (Infektiologisches Konsil!)
Gentamicin	3 mg/kg	1 × tgl. für 2 Wochen
Unbekannter Erreger (Kunstklappen)		
Vancomycin plus	15 mg/kg	12-stdl. (bis Erregernachweis) (Infektiologisches Konsil!)
Gentamicin plus	3 mg/kg	1 × tgl.
Rifampicin	300–400 mg p. o.	8-stdl. für ≥6 Wochen

Streptokokken der Viridans-Gruppe (Nativ- und Kunstklappen)		
MHK ≤0,125 µg/ml		
Penicillin G[a] oder	5 Mio. I. E.	6-stdl. für 4 Wochen
Amoxicillin[a] Oder	2–3 g	6-stdl. Für 4 Wochen
Ceftriaxon[a]	2 g	24-stdl. für 4 Wochen
MHK 0,250–2,0 µg/ml		
Penicillin G[b] oder	5 Mio. I. E.	6-stdl. für 4 Wochen (6 Wochen bei Kunstklappen)
Amoxicillin[b] oder	3 g	6-stdl. für 4 Wochen (6 Wochen bei Kunstklappen)
Ceftriaxon[b]	2 g	24-stdl. für 4 Wochen (6 Wochen bei Kunstklappen)
Jeweils plus		
Gentamicin	3 mg/kg	1 × tgl. für 2 Wochen

Bei Penicillinallergie und MHK ≤0,125 µg/ml

Vancomycin	15 mg/kg	12-stdl. für 4 Wochen (6 Wochen bei Kunstklappen)

Bei Penicillinallergie und MHK 0,250–2,0 µg/ml

Vancomycin plus	15 mg/kg	12-stdl. für 4 Wochen (6 Wochen bei Kunstklappen)
Gentamicin	3 mg/kg	1 × tgl. für 2 Wochen

Enterokokken (Nativ- und Kunstklappen)

β-Laktam-empfindlich, Gentamicin MHK <500 µg/ml (high-level)

Amoxicillin plus	3 g	6-stdl. für 4 Wochen (6 Wochen bei Kunstklappen)
Gentamicin	3 mg/kg	1 × tgl. für 2–6 Wochen
oder		
Ampicillin plus	3–4 g	6-stdl. für 4–6 Wochen
Gentamicin	3 mg/kg	1 × tgl. für 2–6 Wochen

β-Laktam-empfindlich, Gentamicin MHK >500 µg/ml (high-level)		
Ampicillin plus	3–4 g	6-stdl. für 6 Wochen
Streptomycin (wenn empfind-lich)	7,5 mg/kg/die	12-stdl. für 2–6 Wochen

β-Laktam-resistent, Gentamicin-empfindlich oder Penicillinallergie		
Vancomycin plus	15 mg/kg	12-stdl. für 6 Wochen
Gentamicin	3 mg/kg	1 × tgl. für 6 Wochen

Staphylokokken (Nativklappen)

Methicillin-empfindlich (S. aureus, S. epidermidis)

Flucloxacillin	1,5–2 g	4-stdl. für 4–6 Wochen[c]
Cotrimoxazol plus	1200 mg SMX/ 240 mg TMP	6-stdl. für 1 Woche, dann 5 Wochen p. o. (Sequenz-therapie)
Clindamycin	600 mg	3 × 8-stdl. für 1 Woche

Methicillin-resistent (S. aureus, S. epidermidis) oder Penicillinallergie

Vancomycin	15–30 mg/kg	12-stdl. für 4–6 Wochen

Bei Vancomycinallergie

Daptomycin	10 mg/kg	24-stdl. für 6 Wochen
Cotrimoxazol plus	1200 mg SMX/ 240 mg TMP	6-stdl. für 1 Woche, dann 5 Wochen p. o. (Sequenz-therapie)
Clindamycin	600 mg	3 × 8-stdl. für 1 Woche

Staphylokokken (Kunstklappen)

Methicillin-empfindlich (S. aureus, S. epidermidis)

Flucloxacillin plus	1,5–2 g	4-stdl. für ≥6 Wochen
Rifampicin plus	300–400 mg p. o.	8-stdl. für ≥6 Wochen
Gentamicin	3 mg/kg	1 × tgl. für 2 Wochen

Methicillin-resistent (S. aureus, S. epidermidis) oder Penicillinallergie

Vancomycin plus	15–30 mg/kg	12-stdl. für ≥6 Wochen
Rifampicin plus	300–400 mg p. o.	8-stdl. für ≥6 Wochen
Gentamicin	3 mg/kg	1 × tgl. für 2 Wochen
HACEK[d] Ceftriaxon oder	2 g	24-stdl. für 4 Wochen

Ampicillin[e] plus	3 g	6-stdl. für 4 Wochen
Gentamicin	3 mg/kg	1 × tgl. für 2 Wochen

Bemerkungen:
– Bei negativen Blutkulturen an HACEK-Gruppe, Coxiellen, Bartonellen, Psittakose und Brucellose denken.
– Bei Pilzendokarditis: Amphotericin B ± Azolderivat; frühzeitige chirurgische Intervention notwendig.

[a]Therapiedauer verkürzt auf 2 Wochen bei Kombination mit Gentamicin 1 × 3 mg/kg/die für 2 Wochen
[b]Bei MHK 0,250–2,0 µg/ml stets in Kombination mit Aminoglykosid
[c]Wenn Trikuspidalklappe betroffen, genügen 2 Wochen Therapie
[d]Haemophilus, Actinobacillus, Cardiobacterium, Eikenella, Kingella
[e]Nur bei Erregern ohne β-Laktamasebildung

Mindest-behandlungsdauer von bakteriellen Infektionen (Tab. 13.1)

© Springer-Verlag GmbH Deutschland, ein Teil von Springer Nature 2019
U. Frank, *Antibiotika am Krankenbett 2019 – 2020,* 1x1 der Therapie,
https://doi.org/10.1007/978-3-662-58338-8_13

■ **Tab. 13.1**   Mindestbehandlungsdauer von bakteriellen
Infektionen

Erkrankungen	Therapiedauer (Tage)
Arthritis	14–21
Borreliose	14–28
Bronchitis	5–10
Brucellose	42
Cholezystitis	7
Diphtherie	7–14
Divertikulitis	7–10
Endokarditis[a]	14–42
Erysipel	10
Gonorrhoe	1–7
Harnwegsinfektion	3
Meningitis[a]	7–14
– Listerien	21
Osteomyelitis, akut	28–42
Osteomyelitis, chronisch	180
Otitismedia	5–10
Perikarditis	28
Peritonitis	5–14
Pertussis	14
Pneumonie, ambulant erworbene	5–10
– Staphylokokken	28

(Fortsetzung)

◘ Tab. 13.1 (Fortsetzung)

Erkrankungen	Therapiedauer (Tage)
– Pneumocystis	21
– Pseudomonas	21
– Legionellen	7–14
Prostatitis,akut	10–14
Prostatitis,chronisch	42
Pyelonephritis	14
Salpingitis	10–14
Sepsis	10–14
– S. aureus	28
Sinusitis	5–10
Tonsillitis/Scharlach	5–10
Ulkuskrankheit	7
Urethritis	7

[a]Ätiologie-entsprechend (Endokarditis, Meningitis)

■ **Anmerkung**

◘ Tab. 13.1 gibt lediglich Anhaltspunkte über die Mindestbehandlung bzw. die durchschnittliche Behandlungsdauer verschiedener Erkrankungen. Anhaltspunkt für Mindestbehandlungsdauer: bis 3 Tage nach Entfieberung und klinischer Besserung. Wenn nach 3–4 Tagen keine klinische Besserung und Absinken erhöhter Temperatur erfolgen, dann Therapie absetzen, umsetzen oder an Diagnose zweifeln.

> Je länger eine Antibiotikatherapie gegeben wird, umso
> größer ist die Gefahr einer Erregerselektion, Resistenz-
> entwicklung oder Superinfektion (z. B. mit Pilzen!).
> Wird eine Therapie als unnötig erkannt, soll sie sofort (!)
> abgesetzt werden und muss nicht, z. B. zur Vermeidung
> einer Resistenzentwicklung, insgesamt ca. 5 Tage gegeben
> werden.

Versagen der Antibiotikatherapie

© Springer-Verlag GmbH Deutschland, ein Teil von
Springer Nature 2019
U. Frank, *Antibiotika am Krankenbett 2019 – 2020,* 1x1 der Therapie,
https://doi.org/10.1007/978-3-662-58338-8_14

Wenn die Antibiotikatherapie nicht den gewünschten Erfolg zeigt, hat dies im Wesentlichen 3 Gründe:

1. Patient
   - Verminderte körpereigene Abwehr (Zytostatikatherapie, Karzinom, Diabetes, Alkoholismus, Leberzirrhose usw.), Fremdkörper (Venenkatheter, Blasenkatheter, Hydrozephalusventil, Trachealtubus)
   - Abszess oder schwer zugänglicher Infektionsort (Osteomyelitis, Endokarditis)
   - Drug-Fieber (Patient entfiebert nicht!)
   - Patient nimmt Antibiotika nicht (bis zu 30 %!)
2. Erreger
   - Isolierter Erreger verursacht nicht die Infektion (falsche Probenentnahme, falscher Transport, Mischinfektion)
   - Virusinfektion, Pilzinfektion!
   - Mischinfektion oder isolierter Erreger ist nur Kontamination
   - Superinfektion (Krankenhausinfektion, Pilze!)
   - Resistenzentwicklung (relativ selten)
   - Selektion resistenter Anteile der Erregerpopulation
   - Erregerwechsel unter Therapie (bes. Pilzinfektion)
3. Antibiotikum
   - Falsche Dosierung oder Applikation
   - Schlechte Penetration zum Infektionsort
   - Inaktivierung des Antibiotikums durch Infusionsflüssigkeit oder gleichzeitig verabreichte Medikamente
   - Antagonismus von Antibiotikakombinationen
   - Zu kurze Therapiedauer (z. B. Wechseln des Antibiotikums alle 2 Tage)
   - Falsche Resistenzbestimmung im Labor (bis zu 20 % der Fälle!)

Differential-diagnose, Fieber unklarer Genese

© Springer-Verlag GmbH Deutschland, ein Teil von
Springer Nature 2019
U. Frank, *Antibiotika am Krankenbett 2019 – 2020,* 1x1 der Therapie,
https://doi.org/10.1007/978-3-662-58338-8_15

Definition

— Fieber von über 3 Wochen Dauer
— Temperatur >38,3 °C (mehrere Messungen)
— unklare Ursache nach 3 Tagen Klinikaufenthalt

> Etwa 30 % aller Patienten mit „Fieber unklarer Genese"
> sterben an der unerkannten Erkrankung. Daher ist diese
> „Diagnose" sehr ernst zu nehmen.

■ **Häufigste Ursachen**
— 25 % Infektionen
— 15 % Neoplasmen
— 25 % immunologische Erkrankungen
— 30 % ungeklärte Ursachen
— 5 % unterschiedliche Erkrankungen

Die Patienten sollten in **3 Altersgruppen** eingeteilt werden:
— <6 Jahre (hauptsächlich Infektionen der oberen Atemwege,
  Harnwegsinfektionen und systemische Virusinfektionen)
— 6–14 Jahre (hauptsächlich Gastrointestinalinfektionen und
  Kollagenosen)
— >14 Jahre (hauptsächlich Infektionen, Neoplasmen,
  rheumatologische bzw. Autoimmunerkrankungen)

- ▪ I Infektionen
Häufige bakterielle Infektionen

Abszesse	Leber, Milz, Pankreas, subphrenisch, kleines Becken, Prostata, Appendizitis, Morbus Crohn, Divertikulitis
Endokarditis	Rheumatisches Fieber, operative oder diagnostische Eingriffe **Wichtig:** mehrere Blutkulturen abnehmen, da auch geringe Antibiotikadosen das Erregerwachstum hemmen können! Bei „kulturnegativer" Endokarditis nach HACEK, Chlamydien, Coxiella burnetii und Bartonella suchen!
Gallenwegs-infektionen	Cholangitis, Cholezystitis, Gallenempyem oder Infektion des Ductus pancreaticus
Gefäße	Septische Phlebitis bei Drogenabusus oder intravasalen Kathetern
Harnwegs-infektionen	Negative oder intermittierend positive Urinkulturen, Pyelonephritis, peri-nephritischer Abszess
Mundhöhle/ oberer Respirationstrakt	Zahnabszesse, Sinusitis
Osteomyelitis	Osteomyelitis der Wirbelsäule, der Mandibula und Maxilla und Infektionen von Gelenkprothesen können mit schwachen bis keinen Symptomen verbunden sein
Tuberkulose	Der am häufigsten isolierte Erreger bei Fieber unklarer Genese (besonders bei abwehrgeschwächten Patienten). Bei manchen Patienten nur Fieber, ohne positiven Röntgenbefund. Negativer Tine-Test bei generalisierter Infektion

Virusinfektionen

> Die häufigsten Erreger sind Epstein-Barr-Virus (EBV), Cytomegalievirus (CMV), Hepatitis-B-Virus (HBV), HIV, Herpes simplex, Parvovirus B19

Seltenere Infektionen

Amöbiasis	Verbreitung weltweit (warme Länder)
Borreliose	Zeckenbisse
Brucellose	Schlachthauspersonal, Tierärzte, Tierpfleger, Köche, Laborinfektionen
Chlamydien-infektionen	Umgang mit bestimmten Vogel-arten (Papageien, Sittiche)
Katzenkratzkrankheit	Kontakt mit Katzen
Leishmaniose	Asien, Tropen, Mittelmeerländer
Leptospirose	In der zweiten und dritten Phase der Erkrankung Erreger im Blut nicht nachweisbar ± Fieber als einziges Symptom
Listeriose	Hämodialysepatienten, nach Nierentransplantation, bei Tumoren des leukopoietischen Systems, alte Menschen mit länger dauernder Kortikosteroidtherapie
Malaria	Aufenthalt und Reisen in Malaria-gebieten (ungenügende Pro-phylaxe)

Pilzinfektionen	Aufenthalt in Endemiegebieten: Kokzidioidomykose (Nord- und Südamerika), Histoplasmose (Nordamerika). Bei immunabwehrgeschwächten Patienten: systemische Candida-albicans-Infektion, Aspergillose, Kryptokokkose
Rickettsiose	Zecken- oder Milbenbiss, bei Q-Fieber Übertragung von Haustieren oder aerogen (z. B. durch infizierte Wolle)
Toxoplasmose	Kontakt mit Katzen, Vorliebe für rohes Fleisch, Immunschwäche
Trypanosomiasis	Aufenthalt in Zentral- und Ostafrika
Tularämie	Jäger, Wald- und Feldarbeiter, Wildhändler, Pelz- und Fellverarbeiter, Küchenpersonal

- **II Neoplasien**

Morbus Hodgkin, Non-Hodgkin-Lymphom, myelodysplastische Syndrome, Leukämie, solide Tumoren (bes. Bronchial-, Pankreas-, Kolon-, Leberzell- und Nierenzellkarzinom)

- **III Kollagenvaskuläre Erkrankungen**

Rheumatisches Fieber, Lupus erythematodes u. a. Kollagenosen, rheumatoide Arthritis, Morbus Still, Arteriitis temporalis, Periarteritis nodosa, Morbus Wegener u. a. Vaskulitiden, Morbus Crohn

- **IV Weitere Ursachen**

Drug-Fieber (!), multiple Lungenembolien, Thrombophlebitis, Hämatom, Hepatitis, Nebenniereninsuffizienz, Thyreoiditis, Sarkoidose, unspezifische Perikarditis, thermoregulatorische Störungen

- **V Psychogenes Fieber**

Habituelle Hyperthermie, künstliches Fieber

- **Diagnostik**
- Beobachtung des Fieberverlaufes
- Anamnese (Familienanamnese, Auslandsaufenthalte, Einnahme bestimmter Medikamente, Alkoholabusus, Operationen, Tb-Exposition, Kontakt mit Tieren)
- Körperliche Untersuchung
- Labor-Parameter
- Nichtinvasive diagnostische Verfahren (z. B. Rö-Thorax)
- **Drug-Fieber ausschließen:** Definition: Fieber, das bei Gabe eines Medikaments auftritt und nach dessen Absetzen fast immer innerhalb von 48 ± 72 h verschwindet, wenn dabei keine andere Ursache für dieses Fieber gefunden wird. Das Intervall zwischen der ersten Gabe des Medikaments und dem Auftreten von Drug-Fieber variiert stark zwischen den einzelnen Medikamentengruppen: Antibiotika ca. 8 Tage; Herzmedikamente ca. 45 Tage (◨ Tab. 15.1).

- **Wichtige körperliche Untersuchungen**

Lymphknoten:

Bei der körperlichen Untersuchung ist die mehrmalige Palpation aller Lymphknoten unbedingt notwendig, da viele Krankheiten Lymphknotenschwellungen (teilweise nur ein einzelner Lymphknoten) verursachen (Morbus Hodgkin, Toxoplasmose, infektiöse Mononukleose). Besonders die Halslymphknoten sind vergrößert bei Lymphomen und infektiöser Mononukleose.

◻ **Tab. 15.1** Häufigste Ursachen von Medikamentenfieber (in alphabetischer Reihenfolge)

Amphotericin B	Levothyroxin
Ampicillin	Methyldopa
Antiallergika	Minocyclin
Antithrombin III	Nifedipin
Atropinsulfat	Nitrofurantoin
Bleomycinsulfat	Oxprenolol
Calciumdobesilat	Pamidronat
Carbimazol	Pegaspargase
Carbamezipin	Penicillin G
Cephalosporine (fast alle)	Pentazocin
Chinidin	Phenytoin
Chinin	Procainamid
Chlorpromazin	Procarbazin
Chlor	
Diltiazem	Ranitidin
Diphenylhydantoin	Streptomycin
Dobutamin	Sulfamethizol
Famotidin	Teicoplanin
Filgrastim	Ticarcillin/Clavulansäure
Fludarabin	Trizyklische Antidepressiva
Halothan	Vancomycin
Hyoscyamin	

Ophthalmologische Untersuchung:
Die umfangreiche ophthalmologische Untersuchung ist auch bei Patienten ohne ophthalmologische Symptome besonders wichtig. Die wichtigsten Befunde sind hierbei:

- **Ptosis** bei retroorbitaler Granulomatose (z. B. Wegener-Granulomatose)
- **Skleritis, Uveitis** bei rheumatoider Arthritis, Lupus erythematodes und anderen Kollagenosen
- **Konjunktivale Läsionen** bei systemischen Infektionen
- (v. a. bei Virus- und Chlamydieninfektionen)
- **Konjunktivale Petechien** bei Endokarditis und Lymphomen
- **Konjunktivitis** bei Tuberkulose, Syphilis, Tularämie, mykotischen Infektionen (bes. bei Histoplasmose)
- **Retinitis** bei Toxoplasmose und CMV-Infektionen
- **Roth-Flecken der Retina** bei infektiöser Endokarditis und Leukämien
- **Läsionen der Choroidea** bei Tuberkulose und Pilzinfektionen

Untersuchung von Haut und Schleimhäuten:
Osler-Knoten und Petechien am Gaumen bei Endokarditis, Roseolen der Bauchhaut bei Salmonellose, Hyperpigmentationen bei Morbus Whipple, Hautmetastasen bei verschiedenen soliden Tumoren und Lymphomen, kutane Vaskulitis bei rheumatologischen Erkrankungen

Laborparameter:
Die wichtigsten Parameter sind Differentialblutbild, Urinkultur, Elektrolyte, Leberwerte, Pankreaswerte und Blutkulturen. Mehr als drei Blutkulturen innerhalb von 24 h sind nur sinnvoll bei einer Endokarditis von Patienten mit prothetischer Herzklappe und bei vorausgegangener Antibiotikatherapie. Weitere Untersuchungsmaterialien sind Sputum-/Trachealsekret- und Stuhlproben. Unter Umständen müssen sie mehrmals abgenommen

werden. Unspezifische Parameter sind: BSG, Fibrinogen, Haptoglobin, CRP, Caeruloplasmin und neutrophile Granulozyten (alle erhöht). Erniedrigt sind Eisen und Zink. Eosinophilie oder Exantheme nur in etwa 20 %. Überprüfung der immunologischen diagnostischen Parameter. Erhöhte Laktatdehydrogenase (2DH)- und Kupfer (Cu^{2+})-Werte weisen auf hämotologische Neoplasien hin.

Weitere Untersuchungen, die unbedingt durchgeführt werden müssen:

- Inspektion des Kopfes (temporale oder kraniale Arteriitis)
- Inspektion des Augenhintergrundes
- Inspektion der Bindehaut (Petechien)
- Inspektion der Finger- und Fußnägel (Endokarditis)
- Inspektion der perinealen Region (Fisteln)
- Meningismus
- Palpation aller Lymphknoten (Karzinom, Morbus Hodgkin, HIV)
- Untersuchung der Gelenke (Arthritis)
- Palpation der Schilddrüse (empfindlich = subakute Thyreoiditis)
- Palpation der Milz (Endokarditis, Lymphom)
- Palpation der Leber (schmerzhaft = Abszess)
- Rektale Untersuchung und Untersuchung des kleinen Beckens
- Druck auf die Nasennebenhöhlen (Sinusitis)
- Auskultation des Herzens (Endokarditis, idiopathische Perikarditis) und der Lunge

Weitere Diagnostik:

- Röntgenaufnahme (Röntgenthorax soll in regelmäßigen Abständen gemacht werden), Ultraschall und CT/MR des Abdomens
- Knochenmarksbiopsie
- Leberbiopsie
- Biopsie der Temporalarterie

Hauttestung:
Bei jedem Patienten mit Fieber unklarer Genese muss ein Mendel-Mantoux-Test gemacht werden (bei Immunsupprimierten: Quantiferon®-Test)

Dosierung von Antibiotika bei eingeschränkter Nierenfunktion

© Springer-Verlag GmbH Deutschland, ein Teil von
Springer Nature 2019
U. Frank, *Antibiotika am Krankenbett 2019 – 2020*, 1x1 der Therapie,
https://doi.org/10.1007/978-3-662-58338-8_16

- **Grundlagen**
- **Individuelle Schwankung:** Auch bei Verwendung der Dosierungstabellen muss beim individuellen Patienten immer mit abweichenden Serumspiegeln gerechnet werden, da Metabolismus, Ausscheidung, Eiweißbindung etc. individuell stark schwanken können. Besonders Substanzen mit geringer therapeutischer Breite (z. B. Aminoglykoside) müssen durch Spiegelmessungen überwacht werden.
- **Kinder:** Die Dosierungstabellen sind für Erwachsene mit eingeschränkter Nierenfunktion im Steady State erarbeitet worden. Sie gelten daher in der Regel nicht für Kinder.
- **Alte Patienten:** Im Alter geht die glomeruläre Filtrationsrate (GFR) und damit die Ausscheidung für viele Antibiotika zurück. Die angegebenen Dosierungen für Erwachsene gelten bis etwa 65 Jahre. Sie können pauschal bei über 65-Jährigen um 10 %, bei über 75-Jährigen um 20 % und bei über 85-Jährigen um 30 % reduziert werden. Genauer als mit diesen Pauschalwerten kann man die Dosis durch Berechnung der GFR (Kreatininclearance) anpassen.
- **Berechnung der Kreatininclearance (= GFR):** Ein 24-h-Urin zur Berechnung der Kreatininclearance steht selten zur Verfügung und ist zur Dosisanpassung von Antibiotika auch meist entbehrlich. Unverzichtbar bei Patienten über 60 Jahre oder bei Kreatinin >1 mg/dl oder bei Gewicht unter 60 kg ist die Berechnung der GFR mit Hilfe des stabilen Serum-Kreatinin (mg/dl) (nach Cockroft und Gault)

$$\text{Kreatinin} - \text{Clearance} = \frac{140 - \text{Alter}}{\text{Serumkreatinin}} \times \frac{\text{KG}}{72} \, (\times \, 0,85 \text{ bei Frauen})$$

$$(16.1)$$

Beachte:

1. Die GFR muss bei der **Erhaltungsdosis** von Antibiotika berücksichtigt werden. Eine Dosierung nach Serum-kreatinin ist zu ungenau, da Alter, Muskelmasse und Geschlecht das Serumkreatinin beeinflussen. Beispiele: Bei Serum-Kreatinin 1 mg/dl hat ein 20-Jähriger eine GFR von 120 ml/min, ein 90-Jähriger eine GFR von 50 ml/min! Ein mit 36 kg kachektischer 90-Jähriger (KG = 36) hat eine GFR von nur 25 ml/min! Falls es sich um eine Frau handelt (× 0,85), liegt die Muskelmasse um 15 % niedriger, daher ist die GFR nur 25 × 0,85 = 21,25 ml/min.

2. Als Alternative wird oft die nach **MDRD-Formel** berechnete GFR in vielen Zentrallaborausdrucken angegeben. Sie darf aber nur verwandt werden, wenn die GFR unter 50 ml/min liegt, auf keinen Fall bei normalem Kreatinin, sonst wird die GFR unterschätzt und das Antibiotikum gefährlich unterdosiert! Weitere Info: ▶ http://www.niereninfo.de.

Beachte:

Die häufigsten Überdosierungen beruhen darauf, dass bei „fast normalem" Serum-Kreatinin die GFR als „normal = 100 ml/min" falsch eingeschätzt wird.

Beachte:

Nur das stabile Serum-Kreatinin ist zu verwenden. Selbst bei Anurie (GFR = 0 ml/min) steigt das Serum-Kreatinin pro Tag nur um 1–1,5 mg/dl an. Obwohl die GFR offensichtlich Null ist, liegt das Kreatinin (mit steigender Tendenz) aktuell evtl. erst bei 2 mg/dl!

- **Regeln zur Dosisanpassung bei Niereninsuffizienz**
- **Renale und/oder hepatische Elimination:** Bei Antibiotika, die in hohem Maße renal und nicht überwiegend hepatisch eliminiert werden, muss die Erhaltungsdosis reduziert werden.
- **Initialdosis unverändert:** Die Höhe der ersten Dosis eines Medikamentes richtet sich nach dem Verteilungsvolumen des Medikamentes (z. B. 2 mg/kg KG), nicht nach der (intakten oder reduzierten) Ausscheidung. Daher ist die erste Dosis fast aller Medikamente bei Nierenkrankheiten und bei Gesunden gleich! Ausnahme: Aminoglykoside: Die heute übliche Einmaldosierung in 24 h (z. B. 400 mg Netilmicin-bolus einmal täglich beim Nierengesunden) schließt die normale Elimination schon ein. Das Ziel, einmal in 24 h niedrige Talspiegel (= geringe Toxizität) zu erreichen, wird damit beim Nierengesunden erreicht. Bei Anurie dauert es jedoch 3–5 Tage, bis sich wieder ein niedriger Talspiegel einstellt. Inzwischen kann der Patient aufgrund zu lang anhaltender hoher Spiegel einen irreversiblen Hör- oder Nierenschaden erlitten haben! Bei Übergewichtigen sollte sich die Initial-dosis (mg/kg) bei Aminoglykosiden nach dem Normal-gewicht, nicht nach dem tatsächlichen Gewicht richten.
- **Erhaltungsdosis reduzieren oder Dosisintervall ver-längern?** Die verminderte renale Elimination führt ab der zweiten Dosis zur Kumulation und Toxizität des Anti-biotikums, es sei denn, man reduziert entweder die Höhe der Erhaltungsdosis oder verlängert das Intervall zwischen den Erhaltungsdosen. Bei manchen Substanzen kann man das Verfahren der Dosisanpassung frei wählen. Oft legen jedoch Wirkungsweise oder Toxizität des Wirkstoffs fest, wie die Anpassung zu erfolgen hat. Die Dosierungstabellen berücksichtigen diese Eigenschaften der Medikamente. Beispiel: Bei Aminoglykosiden korreliert der Spitzenspiegel mit der antibakteriellen Wirkung, die Dauer und Höhe des Talspiegels jedoch mit der Toxizität. Eine Applikation von hohen Einzeldosen ist zwar unter dem Gesichtspunkt der

Wirksamkeit wünschenswert, wegen der erhöhten Toxizität durch hohe Spiegel über mehrere Tage jedoch nicht akzeptabel. Die Dosierungsempfehlungen streben das Erreichen eines niedrigen Talspiegels nach 24 h, spätestens nach 36 h an. Talspiegelmessungen sind unverzichtbar.

■ **Hinweise zum Gebrauch der Tabellen**
(Antibiotikadosierung bei Erwachsenen mit eingeschränkter Nierenfunktion in ▶ Kap. 10)
Die Tabellen für Erwachsene nennen obere Dosisgrenzen für einen 70 kg schweren Patienten, die nicht oder nur in begründeten Ausnahmen überschritten werden dürfen und nach folgender Formel auf das Gewicht des Patienten umgerechnet werden können:

$$\text{Dosis} = \text{Dosis für } 70\,\text{kg} \times \frac{\text{KG}}{70} \qquad \text{(16.2)}$$

Beispiel:

Es soll eine Ampicillinhöchstdosis für einen 20-jährigen 105 kg schweren Patienten mit einem Plasmakreatinin von 0,8 mg/dl errechnet werden (Ampicillin ▶ Kap. 10.5)

$$\text{Maximaldosis} = 4\,\text{g} \times \frac{105}{70} = 6\,\text{g (alle 8 h)} \qquad \text{(16.3)}$$

Diese Umrechnung hat allerdings nur dann Berechtigung, wenn eine annähernd normale Körperzusammensetzung vorliegt, d. h. der Patient nicht übermäßig adipös oder kachektisch ist.

Antibiotikatherapie bei Hämodialyse, Peritonealdialyse und kontinuierlicher Hämofiltration

© Springer-Verlag GmbH Deutschland, ein Teil von Springer Nature 2019
U. Frank, *Antibiotika am Krankenbett 2019 – 2020*, 1x1 der Therapie,
https://doi.org/10.1007/978-3-662-58338-8_17

Die Dosierungsangaben in ▶ Kap. 10 für GFR<10 ml/min/1,73 m^2 sind für Dialysepatienten mit unterschiedlicher Nierenrestfunktion bestimmt. Die Angaben bei GFR 2 ml/min/1,73 m^2 gelten für Patienten mit Restfunktion von ca. 200–800 ml Urin/Tag. Die Angaben für GFR 0,5 ml/min/1,73 m^2 gelten für Patienten ohne Restfunktion (Anurie). Die Tabellen schließen die regelmäßige intermittierende Dialyse (3/Woche) mit ein.

Die Hämodialyse entfernt Medikamente nur dann in signifikantem Maß, wenn die Substanz ein niedriges Molekulargewicht (<500 Dalton), eine niedrige Eiweißbindung und ein geringes Verteilungsvolumen hat. Eine zusätzliche Gabe des Antibiotikums erübrigt sich meist, wenn die ohnehin fällige nächste Dosis nach der Dialyse verabreicht wird.

Es wird daher empfohlen:

- Bei Einmalgabe (1/24 h), die Dosis nach HD zu geben
- Bei zweimaliger Gabe (1/12 h) und Dialyse am Vormittag, die Dosis nach der Vormittags-HD und zur Nacht zu geben.
- Bei zweimaliger Gabe (1/12 h) und Dialyse am Nachmittag, die Dosis vormittags um 8.00 Uhr und abends nach HD zu geben
- Bei dreimaliger Gabe (1/8 h) sollte das Medikament unabhängig vom HD-Zeitpunkt gegeben werden, davon eine Dosis möglichst nach HD applizieren

◻ Tab. 17.1 gibt Dosierungshinweise für Patienten, die mit intermittierender Hämodialyse behandelt werden.

Die **Initialdosis in Spalte 2** hängt allenfalls vom Verteilungsvolumen des Medikaments (Körpergewicht) ab, ist aber fast immer unabhängig von der Nierenfunktion oder dem Dialyseverfahren. Die Initialdosis liegt **oft höher** als die spätere Erhaltungsdosis. Wird der Patient versehentlich von Anfang an mit der Erhaltungsdosis behandelt, ist er mitunter für Tage unterdosiert!! Die Erhaltungsdosis am Tag der intermittierenden

□ **Tab. 17.1**   Antibiotikadosierung bei intermittierender Hämodialyse

	GFR <10 ml/ min maximale Initialdosis	GFR <10 ml/ min. max. Erhaltungsdosis an Nicht-HD-Tagen	GFR <10 ml/ min. max. Erhaltungsdosis am HD-Tag	Am HD-Tag: Zeitpunkt der Gabe
Spalte 1: Name des Antibiotikums. Spalte 2: Maximale Initialdosis (ist unabhängig von Nierenfunktion oder Dialyse!). Spalte 3: Erhaltungsdosis bei dialysepflichtiger Niereninsuffizienz (GFR <10 ml/min/1,73 m²) am dialyse- freien Tag (Angaben wurden überwiegend ▶ Kap. 10 dieses Buches entnommen). Spalte 4: Erhaltungsdosis bei dialysepflichtiger Niereninsuffizienz (GFR <10 ml/min/1,73 m²) am Dialysetag. Spalte 5: Dosierungszeitpunkt, meistens ist die Gabe nach der intermittierenden Hämodialyse sinnvoll.				
Amikacin	5–7,5 mg/kg	2 mg/kg/24–48 h	4 mg/kg	Nach HD
		Talspiegel <2 µg/ml anstreben		
Amoxicillin	0,5–2 g (je nach Indikation)	0,5–1 g/24 h	0,5–1 g/24 h	Nach HD
Amoxicillin/ Clavulansäure	1,2 g	600 mg/24 h	600 mg/24 h	Nach HD

(Fortsetzung)

□ Tab. 17.1 (Fortsetzung)

	GFR <10 ml/min maximale Initialdosis	GFR <10 ml/min max. Erhaltungsdosis an Nicht-HD-Tagen	GFR <10 ml/min max. Erhaltungsdosis am HD-Tag	Am HD-Tag: Zeitpunkt der Gabe
Amphotericin B	0,6–1 mg/kg	0,6–1 mg/kg/24 h	0,6–1 mg/kg/24 h	Beliebig
Ampicillin	0,5–4 g (je nach Indikation)	0,5–3 g/24 h	0,5–3 g/24 h	Nach HD
Ampicillin/Sulbactam	1,5–3 g	1,5–3 g/24 h	1,5–3 g/24 h	Nach HD
Azithromycin	500 mg	250 mg/24 h	250 mg/24 h	Beliebig
Aztreonam	0,5–2 g	0,5–1 g/24 h	0,5–1 g/24 h	Nach HD
Caspofungin	70 mg	50 mg/24 h	HD ohne Bedeutung	Beliebig
Cefaclor	0,5–1 g	0,5 g/8 h	0,5 g/8 h	Nach HD
Cefadroxil	1 g	500 mg/24–48 h	1 g/24 h	Nach HD
Cefalexin	0,5–1,5 g	0,5 g/12 h	0,5 g/12 h	Nach HD

(Fortsetzung)

● Tab. 17.1 (Fortsetzung)

	GFR <10 ml/ min maximale Initialdosis	GFR <10 ml/ min max. Erhaltungsdosis an Nicht-HD-Tagen	GFR <10 ml/ min max. Erhaltungsdosis am HD-Tag	Am HD-Tag: Zeitpunkt der Gabe
Cefazolin	1–2 g	1 g/24 h	1 g/24 h	Nach HD
Cefepim	2 g	1 g/24 h	1 g/24 h	Nach HD
Cefixim	200 mg	200 mg/24 h	200 mg/24 h	Nach HD
Cefotaxim	2 g	1–2 g/12 h	2 g/12 h	Nach HD
Cefotiam	2 g	1 g/24 h	1–2 g/24 h	Nach HD
Cefoxitin	2 g	1 g/24 h	2 g/24 h	Nach HD
Cefpodoxim-proxetil	0,1–0,2 g	0,1–0,2 g/48 h (nur nach HD)	0,1–0,2 g	Nach HD
Ceftarolin	0,2 g	0,2 g/12 h	0,2 g/12 h	Nach HD
Ceftazidim	2 g	1 g/24–48 h	1 g/24 h	Nach HD

(Fortsetzung)

◻ Tab. 17.1 (Fortsetzung)

	GFR <10 ml/min maximale Initialdosis	GFR <10 ml/min. max. Erhaltungsdosis an Nicht-HD-Tagen	GFR <10 ml/min. max. Erhaltungsdosis am HD-Tag	Am HD-Tag: Zeitpunkt der Gabe
Ceftazidim/Avibactam	0,75 g/0,1875 g/48 h	0,75 g/0,1875 g/48 h	0,75 g/0,1875 g/48 h	Nach HD
Ceftolozan/Tazobactam	500 mg/250 mg	100 mg/50 mg/8 h	100 mg/50 mg/8 h	Nach HD
Ceftobiprol	250 mg	250 mg/24 h	250 mg/24 h	Nach HD
Ceftriaxon	2 g	1 g/24 h oder 2 g/48 h	2 g/48 h	Beliebig
Cefuroxim	1,5 g	750 mg–1,5 g/24 h	1,5 g/24 h	Nach HD
Chloramphenicol	0,25–0,75 g	0,25–0,75 g/6–8 h	HD ohne Bedeutung	Beliebig
Ciprofloxacin	400 mg	200 mg/12 h	HD ohne Bedeutung	Beliebig

(Fortsetzung)

□ **Tab. 17.1** (Fortsetzung)

	GFR <10 ml/min maximale Initialdosis	GFR <10 ml/min max. Erhaltungsdosis an Nicht-HD-Tagen	GFR <10 ml/min max. Erhaltungsdosis am HD-Tag	Am HD-Tag: Zeitpunkt der Gabe
Clarithromycin	500 mg	250–500 mg/24 h	HD ohne Bedeutung	Beliebig
Clindamycin	300–600 mg	300–600 mg/8 h	HD ohne Bedeutung	Beliebig
Colistin	0,6–1 mg/kg	0,6 mg/kg/24 h	HD ohne Bedeutung	Beliebig
Cotrimoxazol	160/800 mg	160/800 mg/24 h	160/800 mg/24 h	Nach HD
Dalbavancin	1000 mg/24 h	500 mg/24 h	HD ohne Bedeutung	Beliebig
Daptomycin	4 oder 6 mg/kg (je nach Indikation)	4 oder 6 mg/kg/48 h (je nach Indikation)	4 oder 6 mg/kg/48 h (je nach Indikation)	Nach HD
Doxycyclin	200 mg initial	100 mg/24 h	HD ohne Bedeutung	Beliebig
Ertapenem	1 g	500 mg/24 h	500 mg/24 h	Nach HD
Erythromycin	500 mg	500 mg/12 h	HD ohne Bedeutung	Beliebig

(Fortsetzung)

❏ **Tab. 17.1** (Fortsetzung)

	GFR <10 ml/ min maximale Initialdosis	GFR <10 ml/ min max. Erhaltungsdosis an Nicht-HD-Tagen	GFR <10 ml/ min max. Erhaltungsdosis am HD-Tag	Am HD-Tag: Zeitpunkt der Gabe
Ethambutol	20 mg/kg	7,5 mg/kg/24 h oder 25 mg/kg nur nach HD		Nach HD
Fidaxomicin	400 mg	200 mg/12 h	HD ohne Bedeutung	Beliebig
Flucloxacillin	2 g	2 g/24 h	HD ohne Bedeutung	Beliebig
Fluconazol	400 mg	200 mg/24 h	200 mg/24 h	Nach HD
Flucytosin	50 mg/kg	50 mg/kg/48 h (nur nach HD)	50 mg/kg Spiegelmessung	nach HD
Fosfomycin	2 g	1 g/36–48 h	2 g/24 h	Nach HD
Gentamicin	1,7 mg/kg	2 mg/kg/48 h	2 mg/kg/48h	Nach HD
		Talspiegel <2 µg/ml anstreben		

(Fortsetzung)

□ Tab. 17.1 (Fortsetzung)

	GFR <10 ml/min maximale Initialdosis	GFR <10 ml/min max. Erhaltungsdosis an Nicht-HD-Tagen	GFR <10 ml/min max. Erhaltungsdosis am HD-Tag	Am HD-Tag: Zeitpunkt der Gabe
Imipenem/Cilastatin	0,5 g (0,25 g bei Gewicht <50 kg)	500 mg/12 h	500 mg/12 h	Nach HD
INH/Isoniazid	5–8 mg/kg	300 mg/24 h	300 mg/24 h	Nach HD
Itraconazol	200 mg/8 h, für 4 Tage	200 mg/12 h ab Tag 5	HD ohne Bedeutung	Beliebig
Josamycin	0,5–1 g	500 mg/12 h	HD ohne Bedeutung	Beliebig
Ketoconazol	200–600 mg	200–600 mg/24 h	HD ohne Bedeutung	Beliebig
Levofloxacin	250–500 mg	250 mg/48 h	HD ohne Bedeutung	Beliebig
Linezolid	600 mg	600 mg/12 h	600 mg/12 h	Nach HD
Loracarbef	200–400 mg	200–400 mg/72 h	200–400 mg	Nach HD

(Fortsetzung)

◻ **Tab. 17.1** (Fortsetzung)

	GFR <10 ml/min maximale Initialdosis	GFR <10 ml/min max. Erhaltungsdosis an Nicht-HD-Tagen	GFR <10 ml/min max. Erhaltungsdosis am HD-Tag	Am HD-Tag: Zeitpunkt der Gabe
Meropenem	0,5–1 g	0,5 g/24 h	0,5–1 g/24 h	Nach HD
Metronidazol	500 mg	500 mg/12 h	500 mg/12 h	Nach HD
Mezlocillin	5 g	5 g/8 h	5 g/8 h	Nach HD
Minocyclin	200 mg	100 mg/12 h	HD ohne Bedeutung	Beliebig
Moxifloxacin	400 mg	400 mg/24 h	HD ohne Bedeutung	Beliebig
Netilmicin	1,5–2 mg/kg	2 mg/kg/48 h	2 mg/kg/48 h	Nach HD
		Talspiegel <2 µg/ml anstreben		
Nitrofurantoin	Nicht indiziert	Nicht indiziert	HD ohne Bedeutung	Nicht indiziert
Norfloxacin	400 mg	400 mg/24 h	HD ohne Bedeutung	Beliebig

(Fortsetzung)

◻ Tab. 17.1 (Fortsetzung)

	GFR <10 ml/ min maximale Initialdosis	GFR <10 ml/ min max. Erhaltungsdosis an Nicht-HD-Tagen	GFR <10 ml/ min max. Erhaltungsdosis am HD-Tag	Am HD-Tag: Zeitpunkt der Gabe
Ofloxacin	200 mg	100–200 mg/24 h	200 mg/24 h	Beliebig
Penicillin G	5 Mio. I. E.	5 Mio. I. E./8 h	5 Mio. I. E./8h	Nach HD
Penicillin V	1,5 Mio. I. E.	1,5 Mio. I. E./24 h	1,5 Mio. I. E./24 h	Nach HD
Piperacillin	4 g	3 g/8 h	3 g/8 h	Nach HD
Piperacillin/ Tazobactam	4,5 g	4,5 g/12 h	4,5 g/12 h	Nach HD
Protionamid	6–10 mg/kg	1000 mg 2–3×/Woche	Unbekannt	
Pyrazinamid	25–30 mg/kg	30 mg/kg/72 h (nach HD)	30 mg/kg/72 h	Nach HD
Rifabutin	450–600 mg	300 mg/24 h	HD ohne Bedeutung	Beliebig

(Fortsetzung)

□ Tab. 17.1 (Fortsetzung)

	GFR <10 ml/ min maximale Initialdosis	GFR <10 ml/ min max. Erhaltungsdosis an Nicht-HD-Tagen	GFR <10 ml/ min max. Erhaltungsdosis am HD-Tag	Am HD-Tag: Zeitpunkt der Gabe
Rifampicin	600 mg	10 mg/kg (max. 600 mg)/24 h	HD ohne Bedeutung	Beliebig
Roxithromycin	300 mg	300 mg/24 h	HD ohne Bedeutung	Beliebig
Spectinomycin	2 g Einmaldosis i. m.	Entfällt, da Einmalgabe	50 % der Dosis wird entfernt	
Streptomycin	5 mg/kg	Talspiegel <4 µg/ml anstreben	5 mg/kg/72 h	Nach HD
Sulbactam	0,5–1 g	1 g/48 h	1 g	Nach HD
Tedizolid	1 × 200 mg	1 × 200 mg	HD ohne Bedeutung	Beliebig
Teicoplanin	3–12 mg/kg	3–12 mg/kg/72 h	HD ohne Bedeutung	Nach HD

(Fortsetzung)

◻ **Tab. 17.1** (Fortsetzung)

	GFR <10 ml/min maximale Initialdosis	GFR <10 ml/min max. Erhaltungsdosis an Nicht-HD-Tagen	GFR <10 ml/min max. Erhaltungsdosis am HD-Tag	Am HD-Tag: Zeitpunkt der Gabe
Telithromycin	800 mg	400 mg/24 h	HD wohl ohne Bedeutung	Beliebig
Tetracyclin	Kontraindiziert	Kontraindiziert		
Tigecyclin	100 mg	50 mg/12 h	HD ohne Bedeutung	Beliebig
Tobramycin	1,5–2 mg/kg	1–1,7 mg/kg/48 h	1–1,7 mg/kg/48 h	Nach HD
		Talspiegel <2 µg/ml anstreben		
Vancomycin	15 mg/kg Talspiegel >10 µg/ml erhalten	Keine Elimination durch Low-flux-Dialysemebranen bei High-flux-Membran: 1000 mg ca. alle 5 Tage	1–1,5 g alle 5 Tage	Nach HD
Voriconazol	6 mg/kg für 2 Gaben	4 mg/kg/12 h	HD ohne Bedeutung	Beliebig

Hämodialyse sollte bei fast allen Medikamenten **nach** der Dialyse gegeben werden. Die **Erhaltungsdosis am dialysefreien Tag (Spalte 3)** und die **Erhaltungsdosis am Dialysetag (Spalte 4)** weichen oft nicht wesentlich voneinander ab, wenn die Tagesdosis des Medikaments am Dialysetag **nach** der Dialyse gegeben wird. Die in Spalte 4 gegebene Erhaltungsdosis ist nur dann gültig, wenn der Zeitpunkt der Medikamentengabe (Spalte 5) eingehalten wird. Viele Medikamente werden durch die Dialyse effektiv eliminiert, wenn sie versehentlich vor oder gar während der Behandlung gegeben werden. Ohne Nachdosierung nach der Dialyse (in der Tabelle nicht enthalten) kann der Patient unterdosiert sein!

◼ Tab. 17.2 nennt die Dosierungsvorschläge während der Behandlung mit kontinuierlicher Nierenersatztherapie: CAPD (kontinuierliche ambulante Peritonealdialyse) oder CVVH (kontinuierliche venovenöse Hämofiltration). Die Angaben können nur als Richtwerte aufgefasst werden, da z. B. CAPD-Patienten oft eine noch nennenswerte Restfunktion der Niere haben und dann evtl. eine höhere Medikamentendosis benötigen. Wenn bekannt, kann die Kreatininclearance der Nieren und die der CAPD addiert und die Dosis in ▶ Kap. 10 wie bei eingeschränkter Nierenfunktion nachgeschlagen werden.

CVVH-Patienten werden mit sehr unterschiedlichen Filtrat-/Dialysevolumina behandelt (z. B. 1 oder 6 l/h) oder die Behandlung wird zwischenzeitlich unterbrochen. Auch hier kann bei stärkeren Abweichungen vom üblichen Behandlungsschema zur Orientierung das Filtratvolumen pro Minute als GFR gewertet werden, um in ▶ Kap. 10 die Dosis nachzuschlagen. Die Tabelle geht von einem Filtrat- oder Dialysatfluss von 1,5–3 l/h aus. Die Angaben gelten auch für die CVVHD (kontinuierliche venovenöse Hämodialyse). Die ausreichende Höhe der Initialdosis ist bei Intensivpatienten besonders wichtig, um eine Unterdosierung zu vermeiden.

▣ Tab. 17.2 Antibiotikadosierung bei kontinuierlichen Dialyseverfahren

Spalte 1: Name des Antibiotikums.
Spalte 2: Maximale Initialdosis (ist unabhängig von Nierenfunktion oder Dialyse).
Spalte 3: Erhaltungsdosis bei dialysepflichtiger Niereninsuffizienz (GFR <10 ml/min) während CAPD (4 × 2 l/die).
Spalte 4: Erhaltungsdosis bei dialysepflichtiger Niereninsuffizienz (GFR <10 ml/min) während CVVH oder CVVHD (1,5–3 l/h).

	GFR <10 ml/min maximale Initialdosis	CAPD max. Erhaltungsdosis an CAPD-Tagen	Dosierung bei kontinuierlicher Dialyse oder Filtration CVVH/CVVHD (1,5–3 l/h)
Amikacin	5–7,5 mg/kg	1,25–2 mg/kg alle 24 h	5–7,5 mg/kg/24 h
		Talspiegel <2 µg/ml alle 24 h anstreben	
Amoxicillin	2 g	0,5–1 g/24 h	0,5–1 g/12 h
Amoxicillin/Clavulansäure	1,2 g	600 mg/24 h	600 mg/12 h
Amphotericin B	0,6–1 mg/kg	0,6–1 mg/kg/24 h	0,6–1 mg/kg/24 h

(Fortsetzung)

◻ **Tab. 17.2** (Fortsetzung)

	GFR <10 ml/min maximale Initialdosis	CAPD max. Erhaltungsdosis an CAPD-Tagen	Dosierung bei kontinuierlicher Dialyse oder Filtration CVVH/CVVHD (1,5–3 l/h)
Ampicillin	0,5–4 g (je nach Indikation)	0,5–3 g/24 h	0,5–3 g/12 h
Ampicillin/Sulbactam	1,5–3 g	1,5–3 g/24 h	1,5–3 g/12 h
Azithromycin	500 mg	250 mg/24 h	250 mg/24 h
Aztreonam	0,5–2 g	0,5–1 g/24 h	0,5–1 g/12–24 h
Caspofungin	70 mg	CAPD ohne Bedeutung	CVVH ohne Bedeutung
Cefaclor	0,5–1 g	0,5 g/8 h	0,5 g/8 h
Cefadroxil	1 g	500 mg/24 h	1 g/24 h
Cefalexin	0,5–1,5 g	0,5 g/12 h	0,5 g/12 h
Cefazolin	1–2 g	1 g/12 h	1 g/12 h

(Fortsetzung)

▢ Tab. 17.2 (Fortsetzung)

	GFR <10 ml/ min maximale Initialdosis	CAPD max. Erhaltungsdosis an CAPD-Tagen	Dosierung bei kontinuierlicher Dialyse oder Filtration CVVH/CVVHD (1,5–3 l/h)
Cefepim	2 g	1 g/24 h	1–2 g/24 h
Cefixim	200 mg	200 mg/24 h	200 mg/24 h
Cefotaxim	2 g	1–2 g/12 h	1–2 g/12 h
Cefotiam	2 g	1 g/24 h	1 g/12 h
Cefoxitin	2 g	1 g/24 h	1 g/12 h
Cefpodoximproxetil	0,1–0,2 g	0,1–0,2 g/24 h	0,1–0,2 g/24 h
Ceftazidim	2 g	0,5–1 g/24 h	1 g/24 h
Ceftriaxon	2 g	1 g/24 h	1 g/24 h
Cefuroxim	1,5 g	750 mg/12 h	750 mg/12 h

(Fortsetzung)

● Tab. 17.2   (Fortsetzung)

	GFR <10 ml/min maximale Initialdosis	CAPD max. Erhaltungsdosis an CAPD-Tagen	Dosierung bei kontinuierlicher Dialyse oder Filtration CVVH/CVVHD (1,5–3 l/h)
Chloramphenicol	0,25–0,75 g	CAPD ohne Bedeutung	CVVH ohne Bedeutung
Ciprofloxacin	400 mg i. v.	CAPD ohne Bedeutung	200 mg/12 h i. v.
Clarithromycin	500 mg	CAPD ohne Bedeutung	CVVH ohne Bedeutung
Clindamycin	300–600 mg	CAPD ohne Bedeutung	CVVH ohne Bedeutung
Colistin	0,6–1 mg/kg	CAPD ohne Bedeutung	1,5 mg/kg/24 h
Cotrimoxazol	160/800 mg	160/800 mg/24 h	160/800 mg/12 h
Daptomycin	4 oder 6 mg/kg (je nach Indikation)	4 oder 6 mg/kg/48 h (je nach Indikation)	4 oder 6 mg/kg/48 h (je nach Indikation)
Doxycyclin	200 mg initial	CAPD ohne Bedeutung	CVVH ohne Bedeutung
Ertapenem	1 g	500 mg/24 h	500 mg/24 h

(Fortsetzung)

◘ Tab. 17.2 (Fortsetzung)

	GFR <10 ml/ min maximale Initialdosis	CAPD max. Erhaltungsdosis an CAPD-Tagen	Dosierung bei kontinuierlicher Dialyse oder Filtration CVVH/CVVHD (1,5–3 l/h)
Erythromycin	500 mg	CAPD ohne Bedeutung	CVVH ohne Bedeutung
Ethambutol	20 mg/kg	7,5 mg/kg/24h	15 mg/kg/24 h
Flucloxacillin	2 g	CAPD ohne Bedeutung	CVVH ohne Bedeutung
Fluconazol	400 mg	200 mg/24 h	400 mg/24 h
Flucytosin	50 mg/kg	25 mg/kg/12 h	25 mg/kg/12 h
Fosfomycin	2 g	1 g/36–48 h	2 g/24 h
Gentamicin	1,7 mg/kg	2 mg/kg/48 h	1–2 mg/kg/24 h
		Talspiegel <2 µg/ml anstreben	
Imipenem/Cilastatin	0,5 g	500 mg/12 h	500 mg/12 h

(Fortsetzung)

□ Tab. 17.2 (Fortsetzung)

	GFR <10 ml/min maximale Initialdosis	CAPD max. Erhaltungsdosis an CAPD-Tagen	Dosierung bei kontinuierlicher Dialyse oder Filtration CVVH/CVVHD (1,5–3 l/h)
INH/Isoniazid	5–8 mg/kg	300 mg/24 h	300 mg/24 h
Itraconazol	200 mg/8 h für 4 Tage	CAPD ohne Bedeutung	CVVH ohne Bedeutung
Josamycin	0,5–1 g	CAPD ohne Bedeutung	CVVH ohne Bedeutung
Levofloxacin	250–500 mg	CAPD ohne Bedeutung	CVVH ohne Bedeutung
Linezolid	600 mg	600 mg/12 h	600 mg/12 h
Loracarbef	200–400 mg	200–400 mg/72 h	200–400 mg/24 h
Meropenem	0,5–1 g	0,5 g/24 h	0,5–1 g/12 h
Metronidazol	500 mg	500 mg/12 h	500 mg/8 h
Mezlocillin	5 g	5 g/8 h	5 g/8 h

(Fortsetzung)

■ Tab. 17.2   (Fortsetzung)

	GFR <10 ml/ min maximale Initialdosis	CAPD max. Erhaltungsdosis an CAPD-Tagen	Dosierung bei kontinuierlicher Dialyse oder Filtration CVVH/CVVHD (1,5–3 l/h)
Minocyclin	200 mg	CAPD ohne Bedeutung	CVVH ohne Bedeutung
Moxifloxacin	400 mg	CAPD ohne Bedeutung	CVVH ohne Bedeutung
Netilmicin	1,5–2 mg/kg	2 mg/kg/48 h	2 mg/kg/24 h
		Talspiegel <2 µg/ml anstreben	
Nitrofurantoin	Nicht indiziert	CAPD ohne Bedeutung	CVVH ohne Bedeutung
Norfloxacin	400 mg	CAPD ohne Bedeutung	CVVH ohne Bedeutung
Ofloxacin	200 mg	CAPD ohne Bedeutung	200–300 mg/24 h
Penicillin G	5 Mio. I.E	5 Mio. I.E./8 h	5 Mio. I.E./8 h
Penicillin V	1,5 Mio. I.E.	1,5 Mio. I.E./24 h	1,5 Mio. I.E./12 h
Piperacillin	4 g	3 g/8 h	3 g/6–8 h

(Fortsetzung)

◻ Tab. 17.2 (Fortsetzung)

	GFR <10 ml/ min maximale Initialdosis	CAPD max. Erhaltungsdosis an CAPD-Tagen	Dosierung bei kontinuierlicher Dialyse oder Filtration CVVH/CVVHD (1,5–3 l/h)
Piperacillin/ Tazobactam	4,5 g	4,5 g/12 h	4,5 g/8 h
Protionamid	6–10 mg/kg	Unbekannt	Unbekannt
Pyrazinamid	25–30 mg/kg	30 mg/kg/72 h	Keine Daten
Rifabutin	450–600 mg	CAPD ohne Bedeutung	CVVH ohne Bedeutung
Rifampicin	600 mg	CAPD ohne Bedeutung	CVVH ohne Bedeutung
Roxithromycin	300 mg	CAPD ohne Bedeutung	CVVH ohne Bedeutung
Spectinomycin	2 g Einmaldosis i. m.	CAPD ohne Bedeutung	CVVH ohne Bedeutung
Streptomycin	5 mg/kg	5 mg/kg/48 h	5 mg/kg/24–48 h

(Fortsetzung)

◨ Tab. 17.2 (Fortsetzung)

	GFR <10 ml/min maximale Initialdosis	CAPD max. Erhaltungsdosis an CAPD-Tagen	Dosierung bei kontinuierlicher Dialyse oder Filtration CVVH/CVVHD (1,5–3 l/h)
		Talspiegel <4 µg/ml anstreben	
Sulbactam	0,5–1 g	1 g/24 h	0,5 g/12 h
Teicoplanin	3–12 mg/kg	CAPD ohne Bedeutung	CVVH ohne Bedeutung
Telithromycin	800 mg	CAPD wohl ohne Bedeutung	CVVH wohl ohne Bedeutung
Tetracyclin	Kontraindiziert	CAPD ohne Bedeutung	CVVH ohne Bedeutung
Tigecyclin	100 mg	CAPD ohne Bedeutung	CVVH ohne Bedeutung
Tobramycin	1,5–2 mg/kg	1–1,7 mg/kg/48 h Talspiegel <2 µg/ml alle 24 h anstreben	2 mg/kg/24 h

(Fortsetzung)

◻ Tab. 17.2 (Fortsetzung)

	GFR <10 ml/min maximale Initialdosis	CAPD max. Erhaltungsdosis an CAPD-Tagen	Dosierung bei kontinuierlicher Dialyse oder Filtration CVVH/CVVHD (1,5–3 l/h)
Vancomycin	15 mg/kg Talspiegel >10 µg/ml halten	CAPD ohne Bedeutung	Es werden nur High-flux-Membranen eingesetzt, daher: 1000 mg alle 3–4 Tage
Voriconazol	6 mg/kg für 2 Gaben	CAPD ohne Bedeutung	Noch nicht untersucht

CAPD (kontinuierliche ambulante Peritonealdialyse, 4 × 2 l/die)
CVVH (kontinuierliche venovenöse Hämofiltration oder -dialyse, 1,5–3 l/h)

Antibiotikatherapie in der Schwangerschaft und Stillzeit

© Springer-Verlag GmbH Deutschland, ein Teil von
Springer Nature 2019
U. Frank, *Antibiotika am Krankenbett 2019 – 2020,* 1x1 der Therapie,
https://doi.org/10.1007/978-3-662-58338-8_18

Antibiotika sind in der Schwangerschaft und Stillzeit hinsichtlich ihrer Sicherheit und Unbedenklichkeit klassifiziert in die Kategorien A, B, C, D. Beta-Laktamantibiotika hemmen die Zellwandsynthese der Bakterien. Da vergleichbare Stoffwechselschritte beim Menschen nicht vorkommen, sind z. B. Penicilline auch in der Schwangerschaft unbedenklich. Dennoch sollten vorzugsweise ältere Vertreter dieser Gruppe verwendet werden.

Eine genaue Diagnostik ist unerlässlich während der gesamten Schwangerschaft und Stillzeit.

■ **Klasse A: Unbedenklich während der Schwangerschaft**
Kontrollierte Studien an schwangeren Frauen haben kein erhöhtes Risiko für den Fetus während des 1. Trimesters ergeben.
▬ Nystatin vaginal

■ **Klasse B: Unbedenklich während der Schwangerschaft und Stillzeit: strenge Indikationsstellung**
Die experimentellen Untersuchungen ergaben keine Hinweise auf embryopathische oder teratogene Wirkungen.

Amphotericin B	Erythromycin
Azithromycin	Ethambutol
Aztreonam	Fosfomycin
Cephalosporine	Meropenem
Clindamycin	Metronidazol
Daptomycin	Nitrofurantoin
Ertapenem	Rifabutin

- **Klasse C: Strenge Indikationsstellung während der gesamten Schwangerschaft und in der Stillzeit**

Tierversuche ergaben Hinweise auf embryopathische oder teratogene Wirkungen. Es gibt nur unzureichende oder keine Studien zum Risiko beim Menschen. Der potenzielle Nutzen des Arzneistoffes rechtfertigt jedoch (möglicherweise) die Anwendung während der Schwangerschaft trotz möglicher Risiken.

Anidulafungin	Isoniazid
Azole: Isavuconazol, Itraconazol, Ketoconazol, Posaconazol	Linezolid
Caspofungin	Micafungin
Clarithromycin	Pyrazinamid
Chloramphenicol	Quinolone
Colistin	Rifampin
Cotrimoxazol	Telithromycin
Dapsone	Vancomycin
Imipenem	

- **Klasse D: Kontraindiziert während der gesamten Schwangerschaft und Stillzeit**

Folgende Antibiotika sind nicht einzusetzen, es sei denn, es gibt keine bessere Alternative. Missbildungen bzw. irreversible Schädigungen des Fetus/Neugeborenen bekannt bzw. vermutet. Spezifische Information vor Einsatz notwendig.

- Aminoglykoside
- Fluconazol
- Tetrazykline
- Tigecyclin
- Voriconazol

Antibiotika bei Leberererkrankungen

© Springer-Verlag GmbH Deutschland, ein Teil von
Springer Nature 2019
U. Frank, *Antibiotika am Krankenbett 2019 – 2020,* 1x1 der Therapie,
https://doi.org/10.1007/978-3-662-58338-8_19

❯ Für folgende Antibiotika sollten bei schweren Lebererkrankungen Alternativen verwendet bzw. sollte die Dosis reduziert werden (◘ Tab. 19.1).

❯ Es gibt bisher außerordentlich wenige Untersuchungen über Antibiotikatherapie bei eingeschränkter Leberfunktion. ◘ Tab. 19.1 ist daher unvollständig.

◘ **Tab. 19.1** Antibiotika bei schweren Lebererkrankungen	
Amoxillin/Clavulansäure	
Amphotericin B	Lincomycin
Azithromycin	Linezolid (Risikoabwägung)
Aztreonam (Dosisreduktion)	Metronidazol (Antabus-Syndrom!)
Caspofungin (Dosisreduktion)	Mezlocillin (Dosisreduktion)
Cefotaxim	Moxifloxacin (Kontraindikation)
Ceftriaxon (Dosisreduktion bei gleichzeitiger Niereninsuffizienz)	Ofloxacin (Dosisreduktion)
Chloramphenicol (Dosisreduktion)	
Clarithromycin	Protionamid
Clavulansäure	Pyrazinamid
Clindamycin	

(Fortsetzung)

◘ Tab. 19.1 (Fortsetzung)

Amoxillin/Clavulansäure	
Cotrimoxazol (Dosisreduktion)	Rifampicin, Rifabutin
Doxycyclin	Tetrazykline
Erythromycin (v. a. E.-Estolat; Dosisreduktion)	Tigecyclin (Dosisreduktion)
Flucloxacillin	Telithromycin (Dosisreduktion bei gleichzeitiger Niereninsuffizienz)
Fluconazol	Voriconazol (Dosisreduktion)
INH (Dosisreduktion)	
Itraconazol (Dosisreduktion)	

Diffusion von Antibiotika in den Liquor und in Hirnabszesse

Gut bei entzündeten und nicht entzündeten Meningen	Gut nur bei entzündeten Meningen
Chloramphenicol	Amoxicillin
Cotrimoxazol	Ampicillin
Fluconazol	Cefepim
Flucytosin	Cefotaxim
Fosfomycin	Ceftazidim
Isoniazid (INH)	Ceftriaxon
Linezolid	Cefuroxim
Metronidazol	Ciprofloxacin
Protionamid	Clavulansäure
Pyrazinamid	
Voriconazol	Ertapenem
	Ethambutol
	Flucloxacillin
	Imipenem
	Levofloxacin
	Meropenem
	Mezlocillin
	Minocyclin
	Moxifloxacin
	Ofloxacin
	Penicillin G
	Piperacillin
	Rifampicin

Schlecht bzw. gar nicht sogar bei entzündeten Meningen	Gut in Hirnabszesse
Amikacin	Amphotericin B
Amphotericin B	Ampicillin
Azithromycin	Cefotaxim
Aztreonam	Ceftazidim
Cefaclor	Ceftriaxon
Cefadroxil	Chloramphenicol
Cefalexin	Cotrimoxazol
Cefazolin	Flucloxacillin
Cefotiam	Fosfomycin
Cefoxitin	Imipenem
Clarithromycin	Meropenem
Clindamycin	Metronidazol
Colistin	Penicillin G
Daptomycin	Teicoplanin

(Fortsetzung)

Schlecht bzw. gar nicht sogar bei entzündeten Meningen	Gut in Hirnabszesse
Doxycyclin	Vancomycin
Erythromycin	Voriconazol
Gentamicin	
Itraconazol	
Netilmicin	
Penicillin V	
Streptomycin	
Sulbactam	
Teicoplanin	
Tetracyclin	
Tobramycin	
Vancomycin	

Lokalantibiotika

© Springer-Verlag GmbH Deutschland, ein Teil von
Springer Nature 2019
U. Frank, *Antibiotika am Krankenbett 2019 – 2020,* 1x1 der Therapie,
https://doi.org/10.1007/978-3-662-58338-8_21

- **Kontraindikationen**
- Wundinfektionen mit Abflussmöglichkeit von Eiter und Sekret (z. B. Nebacetin®)
- Abszesse
- Angina, Pharyngitis, Tonsillitis. Fast alle Medikamente, die zur Lokalbehandlung einer Angina oder Pharyngitis verordnet werden, enthalten unnötig Lokalantibiotika oder Desinfektionsmittel (z. B. Broncho-Tyrosolvetten®, Dorithricin®-Halstabletten, Dobendan®, Imposit® usw.)
- Spülung von Blasenkathetern (z. B. Uro-Nebacetin®)
- Kleinflächige Verbrühungen und Verbrennungen (z. B. Terracortril®-Spray)

> Penicilline, Sulfonamide, Tetracycline, Framycetin und Neomycin sollten bei Infektionen der Haut nicht mehr angewendet werden, da sie häufig Allergien verursachen und die meisten Erreger von eitrigen Infektionen der Haut – Staphylococcus aureus, Streptokokken, Pseudomonas aeruginosa und andere gramnegative Keime – gegen Penicilline, Sulfonamide, Tetrazykline, Neomycin und Framycetin resistent geworden sind. Neomycin gehört zu den Substanzen, die am häufigsten Kontaktallergien verursachen. Alternativen sind: Tyrothricin, Polymyxin (gramnegative Keime) oder Bacitracin, Fusidinsäure (grampositive Keime), Mupirocin (Staphylokokken, Streptokokken).

- **Mögliche Indikationen**
- Impetigo contagiosa
- Eitrige Konjunktivitis, Trachom
- Chronische, eitrige Osteomyelitis (z. B. Gentamicinkugeln oder -ketten)
- Superinfizierte Ekzeme

❯ In sehr vielen Fällen kann das Lokalantibiotikum durch Antiseptika (z. B. Betaisodona®-Lösung, Betaisodona®-Salbe, Braunol®) ersetzt werden. Polyvidonjodhaltige Lösungen können bei Lokalapplikation Brennen verursachen. Dies kann durch 1:10- bis 1:100-Verdünnung der Lösung weitgehend verhindert werden, ohne dass dadurch ein erheblicher Wirkungsverlust eintritt. Solange die Lösung nach Applikation braun bleibt, besteht Wirksamkeit. Wird die Lösung durch Wundsekret, Eiter, Blut entfärbt, so bedeutet dies, dass die Lösung unwirksam geworden ist. Eine Resistenzentwicklung gegen polyvidonjodhaltige Präparate ist bisher nicht bekannt. Dagegen beobachtet man bei allen Antibiotika, die vorwiegend lokal eingesetzt werden, eine zunehmende Resistenzentwicklung. Dies gilt auch für Gentamicin (z. B. Refobacin®-Creme). Daher sollte man sich bei der Lokalapplikation im Wesentlichen auf Substanzen beschränken, die bei der parenteralen Therapie keine oder nur eine sehr geringe Indikationsbreite haben, wie z. B. Bacitracin, Tyrothricin, Fusidinsäure, Polymyxin oder Mupirocin.

Antibiotika- und Infektionsprophylaxe

Perioperative Antibiotikaprophylaxe

▬ **Anforderungen an das Antibiotikum:** Möglichst ato-
xisch, angemessenes antibakterielles Spektrum, möglichst
kostengünstig, keine Reserveantibiotika, keine Breit-
spektrum-Antibiotika. Nie: Piperacillin, Mezlocillin (u. Ä.),
Chinolone, Cephalosporine der 3. Generation

▬ **Geeignete Antibiotika:** Basiscephalosporine/Cephalosporine
der 2. Generation (z. B. Cefotiam, Cefazolin, Cefuroxim),
Aminobenzyl-Penicilline mit β-Laktamaseinhibitoren (z. B.
Amoxicillin/Clavulansäure, Ampicillin/Sulbactam), Isoxazo-
lyl-Penicilline (Staphylokokken-Penicilline, z. B. Flucloxacillin), Metronidazol. Bei Penicillin-/Cephalosporin-Allergie:
z. B. Clindamycin; bei oxacillinresistentem S. aureus: Vancomycin

▬ **Dauer der Antibiotikagabe:** Meist einmalige Gabe ausreichend („single shot" bei Anästhesieeinleitung) bei
OP-Dauer über 3–4 h. 2. Antibiotikadosis intraoperativ, nie
länger als 24 h. Verlängerung der Antibiotikaprophylaxe,
solange Katheter oder Drainagen liegen, ist unsinnig,
wissenschaftlich nie nachgewiesen und teuer. Ein Antibiotikum, das verhindert, dass Drainagen besiedelt werden,
gibt es nicht! Gefahr bei längerer Antibiotikagabe: Keim-
selektion, Resistenzentwicklung, höhere Nebenwirkungsrate

▬ **Dekolonisation:** Neuere Daten zeigen einen Vorteil (Reduktion der Rate von postoperativen S.aureus-Infektionen) für
MRSA-Träger, die vor kardialen oder orthopädischen Eingriffen durch intranasales Mupirocin oder Chlorhexidin-Bad
dekolonisiert worden sind.

▬ **Indikationen:**

▬ **Magenchirurgie (einschl. PEG):** Cephalosporine 2. Generation, Aminopenicillin/β-Laktamaseinhibitor; Einmalgabe; nur bei Risikofaktoren: blutendes Magen- oder
Duodenalulkus, Magenkarzinom, Hemmung der Magen-
säuresekretion, Adipositas

- **Gallenwegschirurgie (einschl. laparoskopischer Cholezystektomie):** Cephalosporine 2. Generation oder Aminobenzylpenicillin + β-Laktamaseinhibitor, Einmalgabe; nur bei Risikofaktoren: Alter >60 Jahre, Adipositas, Ikterus, Choledocholithiasis, akute Cholezystitis. Bei ERCP: nur bei Obstruktion Ciprofloxacin p. o. 2 h vor Eingriff
- **Kolorektale Chirurgie (einschl. Appendektomie):** Cephalosporine 2. Generation + Metronidazol, Ampicillin/Sulbactam, Amoxicillin/Clavulansäure; Einmalgabe. Keine Antibiotikaprophylaxe bei aseptischen abdominalen Eingriffen ohne Eröffnung des GI-Traktes
- **Penetrierendes Abdominaltrauma mit Verdacht auf Darmverletzung:** Cephalosporine 2. Generation + Metronidazol so früh wie möglich. Bei Exploration ohne Darmverletzung: Einmalgabe; mit Darmverletzung: Antibiotikagabe 12–24 h; eine Antibiotikagabe über 24 h ist nur gerechtfertigt, wenn der chirurgische Eingriff über 12 h nach traumatischer Perforation durchgeführt wird.
- **Vaginale und abdominale Hysterektomie:** Cephalosporine 2. Generation + Metronidazol oder Aminobenzylpenicilline + β-Laktamaseinhibitor, Einmalgabe
- **Sectio caesarea:** Cephalosporine 2. Generation, Einmalgabe, erst nach Abklemmen der Nabelschnur
- **Abort und Kürettage:** Cephalosporine 2. Generation, Einmalgabe, nur bei Risikofaktoren, z. B. genitale Infektionen
- **Nephrektomie:** evtl. Cephalosporine 2. Generation
- **Transurethrale Prostatektomie:** Ciprofloxacin; Einmalgabe; bei primär sterilem Urin Indikation fraglich
- **Transrektale Prostatabiopsie:** Ciprofloxacin 12 h vor Biopsie; 2. Dosis 12 h nach 1. Dosis
- **Hüftgelenknahe Frakturen und Gelenkersatzoperation:** Cephalosporine 2. Generation oder Staphylokokken-Penicillin, Einmalgabe

- **Offene Frakturen:** Cephalosporine 2. Generation oder Staphylokokken-Penicillin, Dauer 12–24 h
- **Orthopädische Operation ohne Implantation von Fremdmaterial:** Keine Antibiotikaprophylaxe
- **Orthopädische Operation mit Implantation von Fremdmaterial:** Cephalosporine 2. Generation
- **Herz- und Gefäßchirurgie (einschl. Beinamputation):** Cephalosporine 2. Generation oder Staphylokokken-Penicillin (bei Beinamputation + Metronidazol) oder Vancomycin (bei hochgradigem V. a. MRSA), Einmalgabe; bei S. aureus-Trägern Mupirocin-Gabe intranasal für 5 Tage
- **Schrittmacherimplantation:** Chephalosporine 2. Generation, Einmalgabe
- **Neurochirurgische Shuntoperation:** Cephalosporine 2. Generation oder Staphylokokken-Penicillin oder evtl. Vancomycin (bei hoher Inzidenz von MRSA); Einmalgabe
- **Eingriffe im Kopf-/Hals-Bereich:** Cephalosporine 2. Generation + Clindamycin; Einmalgabe; nur bei kontaminierten großen Eingriffen, z. B. Neck Dissection, pharyngeale oder laryngeale Karzinome
- **Lungenchirurgie:** Cephalosporine 2. Generation, Einmalgabe; Indikation individuell stellen
- **Keine Antibiotikaprophylaxe bei:** Venen-, Arterien-, Blasenkatheter, Drainagen, Bewusstlosigkeit (Pneumonieprophylaxe), immunsuppressive Therapie, Kortisontherapie, Liquorfistel
- **Häufigste Fehler:**
  a) **Zu großzügig:** Nur bei wenigen Eingriffen ist die Indikation durch prospektive, randomisierte Doppelblindstudien belegt
  b) **Zu lang:** Meist Einmaldosis ausreichend! Nie: „Solange Katheter oder Drainagen liegen" (völlig falsche Indikation!)

c) **Zu breit:** Nie Breitspektrumpenicilline, Cephalosporine der 3. Generation, Chinolone, fixe Antibiotikakombinationen

d) **Zu anspruchsvoll:** Perioperative Antibiotikaprophylaxe senkt die postoperative Wundinfektionsrate, verursacht durch die am häufigsten in Frage kommenden Erreger; sie verhindert nicht alle postoperativen Infektionen durch alle Erreger (◘ Tab. 22.1).

◘ Tab. 22.1 Antibiotika- und Infektionsprophylaxe

Erkrankung	Prophylaxe
Endokarditis	
I. Nach rheumatischem Fieber, rheum. Chorea, rheum. Herzvitium (auch bei künstlichen Herzklappen)	Benzathin-Penicillin G i. m. 1,2 Mio. I. E. alle 3 Wochen bzw. Penicillin V 600.000 I. E./die verteilt auf 2 Dosen p. o. bzw. Erythromycin bei Penicillinallergikern (2 × 250 mg/die p. o.)[a] *Kinderdosen:* 1 × 600.000 I. E. Benzathin-Penicillin i. m. (<25 kg); 1 × 1,2 Mio. I. E. i. m. (>25 kg) 1 ×/Monat; 2 × 200.000 I. E./die Penicillin V p. o. (<25 kg); >25 kg wie Erwachsene. Penicillinallergie: 25 mg Erythromycin, Cefalexin 50 mg/kg/die p. o. verteilt auf 2 Tagesdosen
II. Bei künstlichen Herzklappen (mechanische und biologische Prothesen auch bei TAVI-Prothesen, rekonstruierte Klappen unter Verwendung von prothetischem Material), Endokarditis in der Vorgeschichte, kongenitale Herzvitien[b]	Schema A o. B (bei Penicillinallergie Schema C)

(Fortsetzung)

Tab. 22.1 (Fortsetzung)

Erkrankung	Prophylaxe
Indikationen	
Bei allen zahnärztlichen oder kieferorthopädischen Eingriffen mit potentieller Schleimhautverletzung, Blutung, Zahneingriffen mit Manipulation der Gingiva bzw. der periapikalen Zahnregion oder Perforation der oralen Mukosa	
Bei Eingriffen in infiziertes Gewebe: Hier kann im Einzelfall eine Prophylaxe der infektiösen Endokarditis sinnvoll sein; Ausfall des Antibiotikums nach Infektionstyp ggf. Rücksprache mit einem Infektiologen	
Schema	**Erwachsene**

Schema A	– Erwachsene: Amoxicillin 2 g p. o. (>70 kg: 3 g), 1 h vor Eingriff
	– Kinder: Amoxicillin 50 mg/kg p. o. 1 h vor Eingriff
	  <15 kg: Amoxicillin 0,75 g p. o.;
	  15–30 kg: Amoxicillin 1,5 g p. o.
	  >30 kg Amoxicillin 2 g p. o. (wie Erwachsene)

Schema B	– Erwachsene: Ampicillin 2 g i. m. oder i. v., 0,5–1 h vor Eingriff – Kinder: Ampicillin 50 mg/kg i. m. oder i. v., 0,5 h vor Eingriff

(Fortsetzung)

◻ Tab. 22.1 (Fortsetzung)

Erkrankung	Prophylaxe
Schema C	– Erwachsene: Clindamycin 600 mg p. o. oder i. v., 0,5 h vor Eingriff (nach Empfehlung der European Society of Cardiology 2015) – **Kinder:** Clindamycin 20 mg/kg p. o. oder i. v., 0,5 h vor Eingriff (nach Empfehlung der European Society of Cardiology 2015)

Erkrankung	Erreger
Diphtherie	Corynebacterium diphtheriae

Prophylaxe	Bemerkungen
Erwachsene und Kinder >30 kg: 1 × 1,2 Mio. I. E. Benzathin-Penicillin G i. m. Kinder <30 kg: 1 × 600.000 I. E. Benzathin-Penicillin G i. m. Bei Penicillinallergie: 40–50 mg/kg/die Erythromycin 7 Tage	Antibiotische Prophylaxe für alle engen Kontaktpersonen, unabhängig vom Impfstatus! Zusätzlich: Auffrischimpfung, wenn letzte Impfung länger als 5 Jahre zurückliegt; Grundimmunisierung bei unzureichendem oder fehlendem Impfschutz

(Fortsetzung)

■ **Tab. 22.1** (Fortsetzung)

Erkrankung	Prophylaxe
Erkrankung	**Erreger**
Haemophilus influenzae-Exposition	H. influenzae B
Prophylaxe	**Bemerkungen**
Erwachsene: 1 × 600 mg Rifampicin 4 Tage Kinder: 1 × 20 mg/kg Rifampicin 4 Tage Kinder <1 Monat: 1 × 10 mg/kg Rifampicin 4 Tage	***Haushalt:*** Für alle Kontaktpersonen, wenn: – mindestens 1 Kontakt-Kind (<4 Jahre) ohne (vollständigen) Impfschutz ist, – ein Kleinkind (<12 Monate) ohne Basis-Impfschutz ist, – ein Kontakt-Kind immunsupprimiert ist (unabhängig von dessen Impfstatus) – Wenn alle Kontaktpersonen >4 Jahre oder mit komplettem Impfschutz, dann keine Prophylaxe ***Kindergarten/Schule:*** Für alle Kontaktpersonen, wenn ≥2 Fälle innerhalb der letzten 60 Tage aufgetreten und Kinder ohne (vollständigen) Impfschutz sind. Bei Auftreten eines Falles keine Prophylaxe ***Indexpatient:*** Prophylaxe, wenn Therapie mit Ampicillin; keine Prophylaxe, wenn Therapie mit Ceftriaxon oder Cefotaxim

(Fortsetzung)

● Tab. 22.1 (Fortsetzung)

Erkrankung	Erreger	Prophylaxe	Bemerkungen
Harnwegsinfektionen, chron. rezidivierend	Stuhlflora	Harnwegsinfektion (▶ Abschn. 11.26)	Reinfektionsprophylaxe
Meningokokken-Exposition	Meningokokken		

(Fortsetzung)

● Tab. 22.1 (Fortsetzung)

Erkrankung	Prophylaxe
– Erwachsene: 2 × 600 mg Rifampicin p. o. 2 Tage; 1 × 500 mg Ciprofloxacin p. o.; 1 × 500 mg Azithromycin p. o.; 1 × 250 mg Ceftriaxon i. m. – Kinder ≥1 Monat: 2 × 10 mg/kg: Rifampicin p. o. 2 Tage; 1 × 10 mg/kg Azithromycin p. o.; 1 × 125 mg Ceftriaxon i. m. – Kinder ≤1 Monat: 2 × 5 mg/kg Rifampicin p. o. 2 Tage	Nur bei engen Kontakten (Familie, Kindergarten, Mund-zu-Mund-Beatmung, Intubation, Absaugen usw.) bis 7 Tage vor Auftreten der Erkrankung beim Index-Fall; Prophylaxe 10 Tage nach Kontakt nicht mehr sinnvoll

Erkrankung	Erreger
Neugeborenenkonjunktivitis	Gonokokken, Chlamydien

Prophylaxe	Bemerkungen
Credé-Prophylaxe (1 % Silbernitrat)	Nur noch bei Risikogruppen

Erkrankung	Erreger

(Fortsetzung)

◻ Tab. 22.1 (Fortsetzung)

Erkrankung	Prophylaxe
Neugeborenensepsis	B-Streptokokken Screening vaginal und rektal in der 35.–37. SSW

	Bemerkungen
	Neonatale Streptokokken-Infektion in der Anamnese; Bakteriurie mit B-Streptokokken in der SS; positives B-Streptokokken-Screening; bei unbekanntem B-Streptokokken Status plus Risikofaktor: Geburt vor 37. SSW, Blasensprung ≥18 h, Temperatur ≥38 °C intrapartum

Prophylaxe	
Penicillin G 5 Mio. I.E. i.v. initial, dann 2,5 Mio. I.E. alle 4 h oder Ampicillin 2 g i.v. initial, dann 1 g alle 4 h bis zur Entbindung (mindestens 2 Dosen vor Entbindung). Bei Allergie: Clindamycin 900 mg i.v. alle 8 h	

Erkrankung	Erreger
Peritonitis, spontan bakteriell (SBP)	Enterobakterien, grampositive Kokken, Anaerobier

Prophylaxe	Bemerkungen

(Fortsetzung)

■ Tab. 22.1   (Fortsetzung)

Erkrankung	Prophylaxe
a) Ciprofloxacin 500 mg p. o. b) Cotrimoxazol (160/800 mg p. o.) 5 Tage/Woche oder Ciprofloxacin 750 mg p. o./Woche	a) Patienten mit Zirrhose und oberer gastrointestinaler Blutung; b) Patienten mit Zirrhose, Aszites und vorausgegangener SBP

Erkrankung	Erreger
Pertussis	Bordetella pertussis
– Erwachsene und Kinder: 40–50 mg/kg/die Erythromycin 14 Tage (max. 2 g/die) – Erwachsene: Azithromycin 1 × 500 mg an Tag 1, 1 × 250 mg an Tag 2–5 – Kinder <6 Monate: Azithromycin 1 × 10 mg/kg/die für 5 Tage – Kinder >6 Monate: Azithromycin 1 × 10 mg/kg an Tag 1, dann 1 × 5 mg/kg an Tag 2–5	Alle engen Kontakte, unabhängig von Alter und Impfstatus; unbehandelte Patienten sind ca. 4 Wochen kontagiös, behandelte während der ersten 5 Tage Antibiotikatherapie

(Fortsetzung)

◨ Tab. 22.1 (Fortsetzung)

Erkrankung	Prophylaxe
Erkrankung	**Erreger**
Scharlach/Tonsillopharyngitis	A-Streptokokken
Prophylaxe	**Bemerkungen**
– Erwachsene und Kinder >30 kg: 1 × 1,2 Mio. I. E. Benzathin-Penicillin G i. m. – Kinder <30 kg: 1 × 600.000 I. E. Benzathin-Penicillin G i. m. – Bei Penicillinallergie: Erythromycin, Oralcephalosporine 10 Tage	Nur bei Kontaktpersonen mit pos. Rachenabstrich und nur bei Epidemie (Schule, Kindergarten, Kaserne); Rachenabstriche von asymptomatischen Kontaktpersonen nur bei Epidemien
Erkrankung	**Erreger**
Splenektomie	Pneumokokken, Meningokokken, H. influenzae
Prophylaxe	**Bemerkungen**

(Fortsetzung)

Tab. 22.1 (Fortsetzung)

Erkrankung	Prophylaxe
– Erwachsene und Kinder >5 Jahre: Penicillin V 2 × 250 mg tgl. – Kinder <5 Jahre: Penicillin V 2 × 125 mg/die oder Amoxicillin 20 mg/kg/die (gleichzeitig H.-influenzae-Prophylaxe) – Bei Penicillinallergie 4 × 500 mg Erythromycin oder 2 × 500 mg Clarithromycin	– Kinder: Pneumokokken- und HiB-Impfung: Pneumokokken-Auffrischimpfung alle 6 Jahre; Antibiotikaprophylaxe Kinder <5 bis zum 5. Lebensjahr, Kinder >5 für mindestens 1 Jahr nach Splenektomie (ggfs. bis 18. Lebensjahr) – Erwachsene: Impfung wie Kinder; Penicillin V bei Immunsuppression oder maligner hämatologischer Grunderkrankung; Dauer der Prophylaxe unbekannt (ca. 2 Jahre) Sofort Amoxicillin/Clavulansäure p. o. (Selbstmedikation) bei Anzeichen eines fieberhaften Infektes

Erkrankung	Erreger
Staphylokokkenepidemie in Neugeborenenstation oder epidemische Staph.-Wundinfektionen	S. aureus

Prophylaxe	Bemerkungen

(Fortsetzung)

◻ **Tab. 22.1** (Fortsetzung)

Erkrankung	Prophylaxe
Mupirocinsalbe (Turixin®) ca. 5–7 Tage bzw. bis S. aureus aus Nasen-Rachen-Raum eliminiert ist (bei Versagen: erneut Mupirocin topisch und Rifampicin + Fusidinsäure p. o.)	Nur bei Staphylococcus aureus pos. Nasen-/Rachenabstrich bei Kontaktpersonen (insbesondere Operateure, Pflegepersonal) (Suche nach Staphylokokkeninfektion bei Kontaktpersonen). Isolierung infizierter und kolonisierter Patienten; wenn Körperwaschung, dann mit PVP-Jod-Seife oder Octenidin

Erkrankung	Erreger
Syphilis	Treponema pallidum

Prophylaxe	Bemerkungen
Benzathin-Penicillin G 2,4 Mio. I. E. i. m. einmalige Dosis, Ceftriaxon 1 g/die i. v., i. m. für 8–10 Tage, Azithromycin 1 × 2 g p. o.	Innerhalb von 30 Tagen nach Exposition, allerdings kein sicherer Schutz

(Fortsetzung)

☐ Tab. 22.1 (Fortsetzung)

Erkrankung	Prophylaxe
Erkrankung	Erreger
Tetanus	Clostridium tetani
	Bemerkungen
Prophylaxe	Prophylaxe bei Verletzten mit fehlendem oder unzureichendem Impfschutz
250–500 I. E. Tetanus-Immunglobulin i. m. (Kinder u. Erwachsene)	
Erkrankung	Erreger
Tuberkulose	Mycobacterium tuberculosis
Prophylaxe	Bemerkungen

(Fortsetzung)

▫ Tab. 22.1 (Fortsetzung)

Erkrankung	Prophylaxe
– Kinder: INH 10 mg/kg/die p. o.; – Erwachsene: INH 5 mg/kg/die p. o.; Chemoprophylaxe zunächst für 3 Monate; wenn Tuberkulinkonversion nach 3 Monaten, Behandlung auf 9 Monate erweitern (präventive Chemotherapie)	Menschen, die Haushaltskontakte mit an offener TB erkrankten Personen haben. – Bei Kindern <5 Jahren unverzüglich nach radiologischem Ausschluss einer TB tägliche Gabe von INH über 2–3 Monate; altersunabhängig auch bei angeborener, erworbener oder medikamentös induzierter Immunschwäche (Chemoprophylaxe). – Bei Kindern >5 Jahre, Jugendlichen und Erwachsenen <50 Jahre mit positiver Tuberkulin-Reaktion, unverzüglich nach radiologischem Ausschluss einer TB, fehlendem Hinweis auf INH-Resistenz und fehlender Kontraindikation tägliche Gabe von INH über 9 Monate (präventive Chemotherapie) – Bei Erwachsenen >50 Jahre und bei Vorliegen eines erhöhten Erkrankungsrisikos Überprüfung der Indikation zur präventiven Chemotherapie nach individueller Risikogewichtung (Empfehlungen des Deutschen Zentralkomitees zur Bekämpfung der Tuberkulose; ▶ http://www.dzk-tuberkulose.de; Stand: November 2018)

(Fortsetzung)

□ **Tab. 22.1** (Fortsetzung)

[a]Mit Karditis: Penicillin G 10 Jahre lang bzw. bis zum Erreichen des 25. Lebensjahres. Ohne Karditis: Penicillin G 5 Jahre lang bzw. bis zum Erreichen des 18. Lebensjahres

[b]Zyanotische kongenitale Vitien (nicht oder palliativ mit systemisch-pulmonalem Shunt operiert). Operativ oder interventionell unter Verwendung von prothetischem Material behandelte Herzfehler in den ersten 6 Monaten nach der Operation (z. B. nach Schirmchenverschluss, OFO/ASD), operativ oder interventionell therapierte Herzfehler mit Implantation von prothetischem Material (z. B. Conduits, mit oder ohne Klappe) und/oder residuellen Defekten, d. h. turbulenter Blutströmung im Bereich des prothetischen Materials (lebenslang)

Physikalische Unverträglichkeit von Antibiotika und Antimykotika in Infusionslösungen

Siehe ◘ Tab. 23.1.

◘ **Tab. 23.1** Physikalische Unverträglichkeit von Antibiotika und Antimykotika in Infusionslösungen

Antibiotikum	Anderes Pharmakon
Amikacin	Amoxicillin/Clavulansäure, Amphotericin B, Ampicillin, Cephalosporine, Makrolide, Pantoprazol, Tetrazykline, Vitamin B und C
Amoxicillin/ Clavulansäure	Aminoglykoside, Bicarbonat, Ciprofloxacin, Dextran, Glukoselösungen, Kortikosteroide
Amphotericin B	Antihistaminika, Elektrolythaltige Lösungen, Kortikoidsteroide, Penicillin G, Tetrazykline, Vitamine
Ampicillin	Aminoglykoside, Metronidazol, Tetrazykline
Aztreonam	Metronidazol, Natriumbikarbonat
Cefepime	Aminoglykoside, Caspofungin, Metronidazol, Vancomycin
Cefotiam	Aminoglykoside, Fluconazol
Cefotaxim	Aminoglykoside, Natriumbicarbonat, pH >7
Ceftazidim	Aminoglykoside, Natriumbikarbonat
Ceftriaxon	Aminoglykoside, Calcium, Fluconazol, Ringer-Lösung, Vancomycin
Cefuroxim	Aminoglykoside, Clarithromycin, Colistin, Fluconazol, Natriumbikarbonat

(Fortsetzung)

◙ **Tab. 23.1** (Fortsetzung)

Antibiotikum	Anderes Pharmakon
Chloramphenicol	Fluconazol, pH <5, >7, Vancomycin, Vitamin B und C
Ciprofloxacin	Calcium, Clindamycin, Heparin
Clindamycin	Ampicillin, Barbiturate, Calcium, Ceftriaxon, Ciprofloxacin
Daptomycin	Glukoselösungen
Erythromycin	Barbiturate, NaCl-Lösungen, Tetrazykline, Vitamin B und C
Flucloxacillin	Aminosäurehaltige Infusionslösungen
Gentamicin	Cephalosporine, Penicilline
Imipenem	Aminoglykoside, Laktathaltige Infusionslösungen
Mezlocillin	Aminoglykoside, Procain, Tetrazykline
Netilmicin	β-Laktamantibiotika, Chloramphenicol, Sympathiko-mimetika, Vitamin B
Penicillin G	Ascorbinsäure, Bikarbonat, Laktat, Pentobarbital, Tetrazykline, Vitamin B
Piperacillin ± Tazobactam	Aminoglykoside, Natriumbikarbonat
Protionamid	Rifampicin
Rifampicin	Natriumbikarbonat, Tetrazykline, andere Tuberkulostatika
Streptomycin	Calciumglukonat, Barbiturate, Heparin-Natrium, Isoniazid, Natriumbikarbonat, Rifampicin

(Fortsetzung)

◘ **Tab. 23.1**   (Fortsetzung)

Antibiotikum	Anderes Pharmakon
Sulbactam	Aminoglykoside, Metronidazol, Noradrenalin, Prednisolon, Procain, Tetrazykline
Tetrazykline	Barbiturate, Natriumbikarbonat, Heparin, Kortison, Penicillin G, Ringer-Laktat, Vitamin B
Tigecyclin	Amphotericin B, liposomales Amphotericin B, Chlorpromazin, Methylprednisolon, Voriconazol
Tobramycin	Heparin
Vancomycin	Diverse Inkompatibilitäten (Fachinformation beachten)

Referenzen:
Trissel LA, Handbook on Injectable Drugs, 15. Ausgabe (2008) Deutscher Apotheker Verlag, Stuttgart
Stabilis: ▶ http://stabilis.org (Stand: November 2018)
The Merck Manual: ▶ http://www.merck.com/mmpe (Stand: November 2018)

Internetseiten (Stand: November 2018)

© Springer-Verlag GmbH Deutschland, ein Teil von
Springer Nature 2019
U. Frank, *Antibiotika am Krankenbett 2019 – 2020,* 1x1 der Therapie,
https://doi.org/10.1007/978-3-662-58338-8_24

- Centers for Disease Control and Prevention (CDC), USA: ▶ http://www.cdc.gov
- Liste der Nationalen Referenzzentren und Konsiliarlaboratorien: ▶ https://www.rki.de/DE/Content/Infekt/NRZ/nrz_node.html
- Paul-Ehrlich-Gesellschaft für Chemotherapie: ▶ http://www.p-e-g.de
- Robert Koch-Institut, Berlin: ▶ http://www.rki.de
- Antimicrobial Resistance Surveillance (RKI): ▶ https://ars.rki.de

Serviceteil

© Springer-Verlag GmbH Deutschland, ein Teil von
Springer Nature 2019
U. Frank, *Antibiotika am Krankenbett 2019 – 2020*, 1x1 der Therapie,
https://doi.org/10.1007/978-3-662-58338-8

Stichwortverzeichnis

Ihr Bonus als Käufer dieses Buches

Als Käufer dieses Buches können Sie kostenlos das eBook zum Buch nutzen. Sie können es dauerhaft in Ihrem persönlichen, digitalen Bücherregal auf **springer.com** speichern oder auf Ihren PC/Tablet/ eReader downloaden.

Gehen Sie bitte wie folgt vor:
1. Gehen Sie zu **springer.com/shop** und suchen Sie das vorliegende Buch (am schnellsten über die Eingabe der eISBN).
2. Legen Sie es in den Warenkorb und klicken Sie dann auf: **zum Einkaufswagen/zur Kasse.**
3. Geben Sie den untenstehenden Coupon ein. In der Bestellübersicht wird damit das eBook mit 0 Euro ausgewiesen, ist also kostenlos für Sie.
4. Gehen Sie weiter **zur Kasse** und schließen den Vorgang ab.
5. Sie können das eBook nun downloaden und auf einem Gerät Ihrer Wahl lesen. Das eBook bleibt dauerhaft in Ihrem digitalen Bücherregal gespeichert.

EBOOK INSIDE

eISBN	978-3-662-58338-8
Ihr persönlicher Coupon	zgbDcA8DDzFCjDQ

Sollte der Coupon fehlen oder nicht funktionieren, senden Sie uns bitte eine E-Mail mit dem Betreff:
eBook inside an **customerservice@springer.com**.